つらい糖質制限
もうやめない!?

太る ヤセる

満腹系ごはん

現役看護師ママ
石原彩乃

◇ ◇ ◇

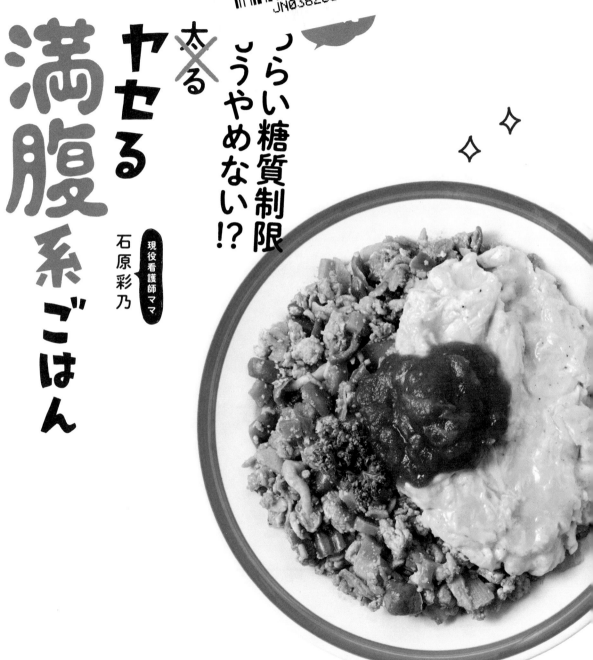

主婦の友社

はじめに

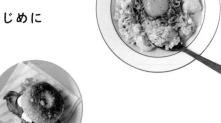

現役看護師で2児の母・石原彩乃です！

2021年1月、夢だった初のレシピ本『ヤセる欲望系おやつ』を出版し、
何度も重版になるなどうれしい反響をいただきました。ありがとうございます！
この本は、"糖質＆脂質オフ"がテーマでした。これは三度の食事に加えて、
糖質や脂質が高いおやつを食べれば、必要量をオーバーし太ってしまうためです。

でも食事となると話は変わります。

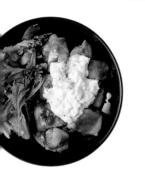

世間では長らく「糖質制限」がはやっています。短期間でダイエット効果が
出ることはまちがいない。しかし食事から糖質を過度に抜くことは
リスクも伴います。

かくいう私もハードな糖質制限で失敗したひとり。
2カ月で8kgヤセたものの、いつしか芋類や根菜の糖質まで避けるようになり、
完全に"糖質＝悪"という構図ができ上がっていました。
その結果、**極度のエネルギー不足により食欲がコントロール不能に。**
結果＋12kgの大リバウンドを経験しました。

そこでひしひしと感じているのが糖質の重要性。
**糖質だけを抜くのではなく、おべんとう箱をひとまわり小さくするような
イメージ**でバランスよく減らす。「腹八分目。それができたら、苦労しない！」
って思っているそこのあなた。
食事コントロールを簡単に、かつ満腹まで食べてもできるような
レシピを今回はたくさん紹介します。**罪悪感なく心にもやさしい食事**をとって、
楽しくダイエットしてほしいと心から願っています。

石原彩乃

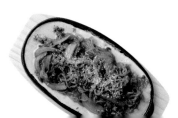

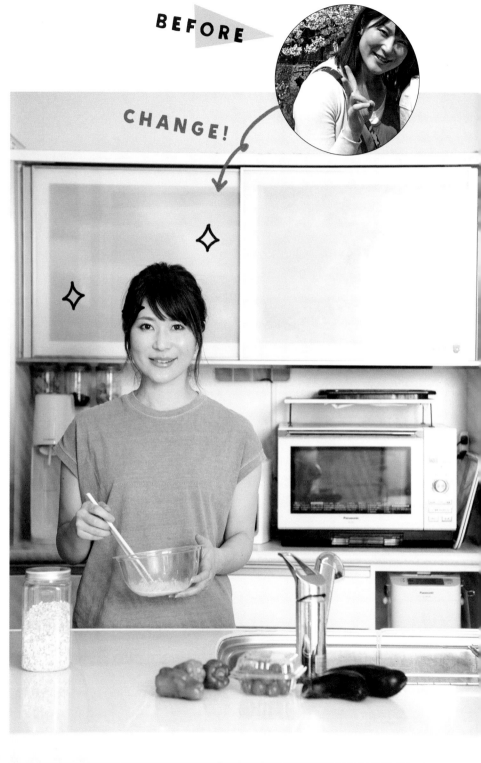

満腹食べてヤセるコツを
伝授しますね♡

BEFORE

CHANGE!

レシピを考案し始めて3カ月で8kgヤセたのですが、第1弾を発売後、さらなる減量に成功。最近のブームは朝食にオーバーナイトオーツ（p.68）を食べること。腹もちバツグンですよ〜♡

CONTENTS

PART 1　みんなが作った！ 食べた、ヤセた！

人気のごはん神7

PART 2　栄養バランス◎で、スルスルヤセる

オートミールに
おきかえごはん

低糖質＆低脂質！

PART 3　リモートランチ、休日にもウレシイ
しらたき　糖質ゼロめん　豆腐めんで作る

満腹系低カロリーめん

ダイエット失敗
あるあるな悩みが殺到！

彩乃さんのInstagramには、フォロワーさんから日々切実な悩みが届き、
コメントやDMはダイエットの駆け込み寺状態に。

気づいたら冷蔵庫をゴソゴソ……
**食べても食べても
おなかがすく**

糖質制限で**6kg**ヤセたのに、
10kg太った！
大リバウンド！（涙）

菓子パンやアイス、
**どうしても間食が
やめられない！**

これに対する彩乃さんの
回答はこちら

糖質を
ちゃんととってる？

白米などの主食（糖質）を食べていますか？
太る恐怖から食べなくなっていませんか？
それでは満足感を得られず、食後すぐおなかがすいたり、
間食がやめられないなど負のループに。
ハードな糖質制限は短期間で減量できても、
リバウンドの可能性が大。といっても、
ラーメン＆ギョーザのような糖質過多な食事もNGですよ。

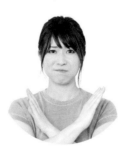

とりすぎ

- 丼もの並盛り
- 菓子パン＋おやつ
- ファストフードの
  セット

このメニューはすべて糖質100g弱で、1食あたりの必要量のほぼ倍！　ちなみに脂質も大幅にオーバーしています。

結果、どっちも太ってしまうかも！

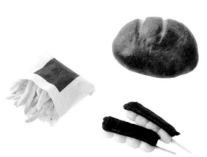

とらなすぎ

- ブロッコリー＋
  ゆで卵
- サラダチキン＋野菜
- 主食は
  おから蒸しパンだけ

これでは長続きしません。糖質は脳にとって必要なエネルギー源なので、不足すると脳はもっと食べるように仕向けます。

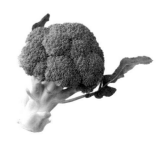

1

カロリーが低く栄養価が高いから
⬇
たくさん食べても太らない!?

少食はムリ！というかたもご安心を。カロリーが低く栄養価が高い食材を使っているので
栄養をしっかりとりながらカロリーコントロールが簡単にできますよ。

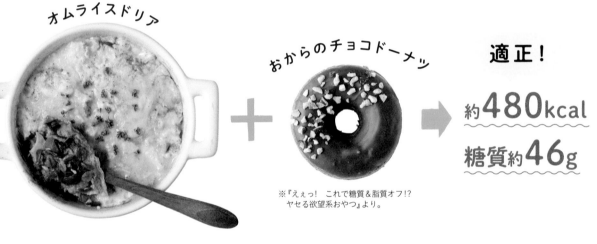

オムライスドリア

おからのチョコドーナッツ

適正！

約480kcal

糖質約46g

※『ええっ！ これで糖質＆脂質オフ!?
ヤセる欲望系おやつ』より。

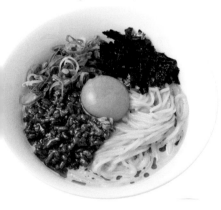

担担めん

追いめし

適正！

約470kcal

糖質約50g

※白米120gの場合。

一見こってりして見えるレシピも、オートミールやおからパウダー、糖質ゼ
ロめんなど、ヘルシーな材料しか使いません。「こんなに食べたら絶対太る
〜！」という罪悪感たっぷりの量を食べても適正範囲内におさまります。

摂取エネルギーのうち糖質の必要量は50〜65%!

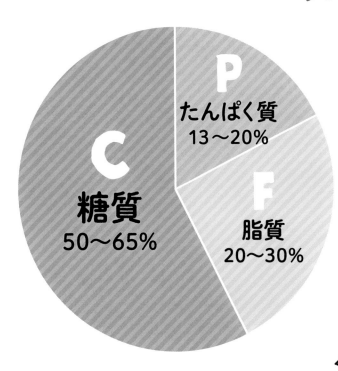

たんぱく質
P
13〜20%

C
糖質
50〜65%

F
脂質
20〜30%

理想のPFCバランスは?

車にたとえるなら、たんぱく質は車体の材料、脂質と糖質はガソリンのイメージ。どれが欠けても、体はうまく動きません。たとえば、一日の摂取エネルギーが1500kcalだとしたら、必要な糖質量は187〜243g。ごはん1杯（150g）で糖質55gだから、毎食ごはんを食べてもOKって計算に！でも当然、これに加え糖質＆脂質が高い間食をとれば、すぐにオーバーします。

ちなみに現代人は

糖質 ──→ とりすぎ

脂質 ──→ とりすぎ

たんぱく質 → 不足ぎみ

＊好き放題に食べている人は、特にこの傾向あり。

この本のレシピを
**一日に1食でも
とり入れれば、バランスが
ととのいやすいですよ**

レシピを作るときは、糖質や脂質は控えめに、不足しがちなたんぱく質は補給できて、自然とバランスがととのうように意識しています。PFCバランスをこまかくチェックしたい方は、食生活記録・改善ができる『あすけん』というアプリがおすすめ。

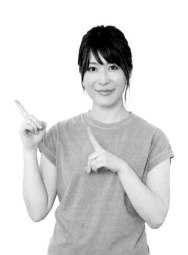

2

食後血糖値を急上昇させない

⬇

おなかがすかない！？

「おなかいっぱい！」「おなかすいた（涙）」に関係している食後血糖値をコントロールできれば、
間食などの悩みからも解放される！？　そのコツとは？

満腹感　胃がふくらむ＆血糖値 ↗ で感じる

空腹感　胃がちぢむ＆血糖値 ↘ で感じる

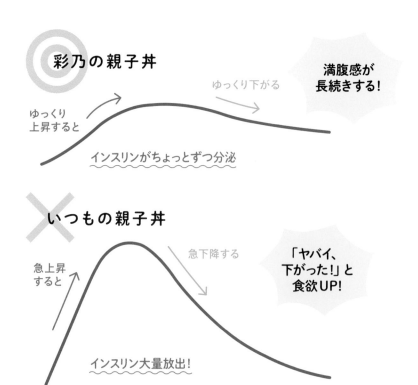

◎ **彩乃の親子丼**

ゆっくり下がる

**満腹感が
長続きする！**

ゆっくり
上昇すると

インスリンがちょっとずつ分泌

✕ **いつもの親子丼**

急下降する

**「ヤバイ、
下がった！」と
食欲UP！**

急上昇
すると

インスリン大量放出！

血糖値が急上昇しやすい丼ものは、オートミールを使うことで、食後血糖値がゆるやかに上下し、食欲も安定します。逆に白米を使った丼ものは、そもそも白米の量が多いこともあり、食後血糖値が急上昇しやすく、食欲も乱れやすい。かといって、糖質そのものを完全に抜いてしまうと、食後血糖値がほどよく上昇せず、なんだか満腹感が得られないという状態に。みなさん、経験ありませんか？

この本のレシピは
食後血糖値を安定させます

血糖値が上がりにくい低GIなオートミール、食物繊維が豊富なおからパウダーなどを
材料に使うことで、糖質がゆっくり吸収され、食後血糖値が急上昇するのを防ぎます。

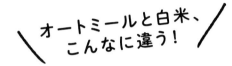

オートミールと白米、
こんなに違う！

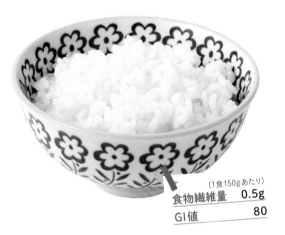

(1食150gあたり)

食物繊維量	0.5g
GI値	80

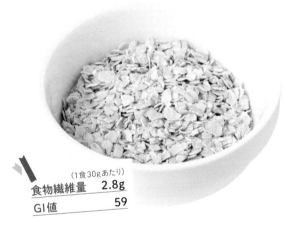

(1食30gあたり)

食物繊維量	2.8g
GI値	59

まずは、一日のうち何食かを食後血糖値がゆるやか
に上がる低GIの主食におきかえてみて。今話題の
オートミールは腹もちも格段にいいし、たんぱく質
など、ほかの栄養価が高いところも◎。

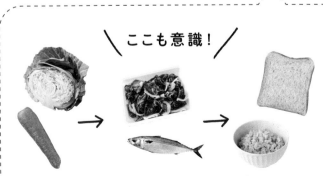

ここも意識！

野菜 → 肉・魚 → ごはん・パン

食べる順番は
食物繊維ファーストで！

食物繊維が豊富な野菜を先におなかに入れ
ておくことで、糖質がゆっくり吸収される
ため血糖値が急上昇するのを防ぎます。結
果、食後の満腹感が長続き。なるべくゆっ
くり時間をかけて食べるとなおよし。

フォロワーさんの Before→After

彩乃さんのレシピに出合い、見事ダイエットを成功させたフォロワーさんの体験談をご紹介！
共通点はみなストレスフリーってこと。

3カ月で−10kg、
**ウエストは
なんと−16.5cm！**

感想

朝食を菓子パンから彩乃さんの蒸しパンにおきかえ、夜はサラダチキンをリピート。間食用に『欲望系おやつ』のスコーンなどを常備。簡単で料理が苦手な私でも継続できました！

BEFORE　AFTER

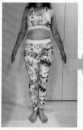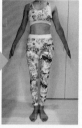

@tia.tioさん

7カ月で16kg減！
生まれて初めて継続できてる

感想

彩乃さんの"炭水化物も大事"という考え方に影響を受け、夜も炭水化物を食べるようにしました。便秘ぎみだったのに、お通じもすっかり改善し運動はせずに5kgダウン！

BEFORE　AFTER

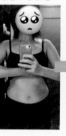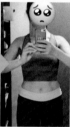

naomiiiiさん

月1〜2kgペースで落ちて、
体脂肪も5％ダウン！

BEFORE　AFTER

@170.diet.challengeさん

感想

彩乃さんのインスタを発見してから、こんなにおいしいものを食べてもヤセられるんだと感激し、生まれて初めてダイエットを継続できています。まだまだ途中経過ですが−16kgを達成し、本当に感謝しております！

太ももー7cmを達成！
憧れのすき間ができた

BEFORE　AFTER

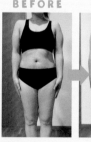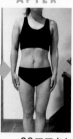

38ママさん

感想

彩乃さんのレシピでは、チーズナンやお好み焼き、ベーグルなどをよく作っていました。おやつにマフィンやドーナツも作って冷凍保存！ 筋トレ・有酸素も週4、5回して体重は7kg減、脚が引き締まりました。

体重は5.6kg減！
おなかまわりが明らかにスッキリ

BEFORE　AFTER

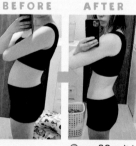

@mu.82.sさん

感想

彩乃さんのおかげで、作ったごはんの写真を撮る習慣ができ、楽しく食事を記録できています。バランス◎のレシピとレコーディングの効果で、1カ月と10日程度で、59.5kgから53.9kgまで減量することができました♡

「彩乃さんのレシピは本当にすごい。私も4kgヤセました」

糖尿病内科の**医師も太鼓判!**

薗田憲司先生

糖尿病治療における都内有数の病院にて診療中。自身の父親が2型糖尿病を患ったのをきっかけに医師をめざし、年間4000件の外来を引き受ける。別名「血糖おじさん」として、Instagram (@kettou_ojisan)やRainbowtownFMのラジオ「血糖兄さんの診療所」にてダイエットや糖尿病、健康に役立つ情報を発信中。

Instagramで彩乃さんと交流がある現役医師も、レシピの大ファンだという。
その魅力をダイエットと健康という観点から伺いました!

食後血糖値が安定するのは僕が実証ずみです!

僕は彩乃さんのレシピ、特にチョコレートブラウニーが大好きなのですが、フリースタイルリブレという血糖測定器で記録したところ、食後血糖値が本当に上がりませんでした。

その理由としては、砂糖をラカントSにおきかえたりなど、レシピの主体なので、市販品に比べて血糖値の上昇がゆるやかになります。ちなみに胃にとどまる時間が長くなるので、食物繊維をとることは食事の満足感を出す意味でも非常に大事。さらにブラウニーでいえば、カロリーは市販品の約1/4。だからカロリーコントロールが本当

オートミールやおからパウダーが材料のスイッチングがとても上手なこと。食物繊維が豊富なオートミールやおからパウダーなど、市販品に比べて血糖値の上昇がゆるやかになりやすい。それが原因で、将来的に脳梗塞や心筋梗塞を起こすリスクが高まるという研究結果もあるので要注意です。

食事制限が必要な糖尿病患者さんの救いになるレシピ

また、食後血糖値が安定する

食後血糖値をゆるやかにすることはダイエットと健康の両面で重要です。口から入った糖質の行き先は基本的に筋肉、肝臓、その他全身の臓器で、余った分が脂肪細胞にとり込まれる。なので、ゆるやかに血糖値を上げれば、時間をかけて、いろんな臓器に分散しながら吸収されるんです。しかし、血糖値が急上昇すると、インスリンが過剰に分泌され、多くの糖が脂肪細胞に送り込まれてしまう。その後血糖値が急下降することで、空腹を感じまた食べすぎてしまう。それで太るんです。日本人はインスリンの出が弱いので、食後血糖値が急上昇する血糖値スパイクになりやすい。それが原因で太る。

にラク。僕も彩乃さんのレシピに出合い4kgヤセました。

このレシピは糖尿病のかたにもぜひすすめたい。今、日本人の4人に1人が糖尿病もしくは予備群なんです。初期の糖尿病はカロリー制限と運動指導をしっかり守れば、ほぼ薬もいらなくなる。治療はダイエットと表裏一体なので、このレシピをとり入れれば200〜300カロリーは簡単に落とせると思うんです。また "食物繊維ファースト" の食べ順も実践しやすい。朝食にパンを食べるんだったら、一部オートミール蒸しパンやおからシフォンにおきかえて先から食べるだけでも◎。まず野菜を食べているようなものなので。

╲ リアルに食べてます ╱

@ayn163-diet × フリースタイルリブレ

血糖上昇しない 82→

血糖の上がりようのないチョコレートブラウニー

ブラウニーは昼食時に、おからシフォンは当直時によく食べます。腹もちもいいし、血糖値スパイクが起こらず眠くならないので仕事効率が上がります。

13

常備すべき食材LIST

PFCバランスをととのえてくれる優秀なラインアップ。本気のダイエット時にも、
食べすぎた日の調整にも大活躍まちがいなし！

オートミール

大流行中のダイエット食材。オーツ麦の加工品で、玄米のように栄養価が高い（たんぱく質量は玄米の2倍）。ほどよく糖質があり腹もちがいいため、主食をおきかえれば間食対策にも。食物繊維が豊富で、フォロワーさんにも便通が改善したかたが多かった！ カルシウム、リン、鉄分、亜鉛などのミネラルもたくさん含まれます。糖質をエネルギーにかえる働きを助けるビタミンB$_1$、血液をつくる働きを助ける葉酸、抗酸化作用を持つビタミンEも豊富。

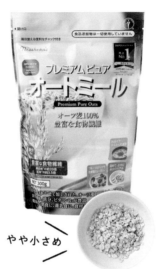

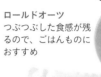

粒が大きめ

ロールドオーツ
つぶつぶした食感が残るので、ごはんものにおすすめ

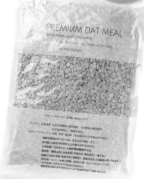

PREMIUM OAT MEAL

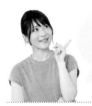

ロールドオーツはリゾットやチャーハンに◎、クイックオーツ・インスタントオーツはスイーツやパンに使います

やや小さめ

クイックオーツ・インスタントオーツ
水分を含むとおかゆのようにとろっとした食感になる

豆腐

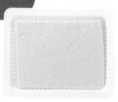

ごはん系のオートミールのレシピに頻出。一緒にまぜてチンするとごはん風になり、オートミール独特のクセもやわらぎます。植物性たんぱく質をプラスできるのもポイント。ちなみにお高めな豆腐は逆に豆くささが気になるので、お手ごろ価格のものを選んで。

おから

1生おからは豆腐のしぼりかす。**2**おからパウダーはそれを乾燥して粉末状にしたもの。パウダーなら超微粉タイプがおすすめで、小麦粉のように使えます。水分を含んだ生おからは、そのままあえるだけで使えるものも。どちらも低カロリー、低糖質なうえに高たんぱくだからダイエットに◎なんです。食物繊維が豊富で腹もちもいいですよ。

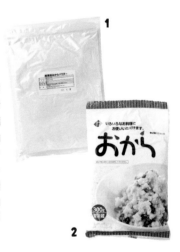

1

おから

2

豆乳

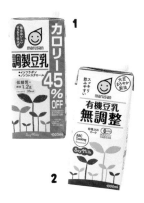

1 調製豆乳は甘みなどを足して飲みやすくしたもの。そのまま飲みたい場合はこちらを。カロリーや糖質、脂質オフの商品もあるので、気になる人はそちらを選んでも。**2** 無調整豆乳は大豆のみで作られていて、原材料がシンプルなところが魅力。どちらも鉄分など女性にうれしい成分が豊富です。

低カロリーめん

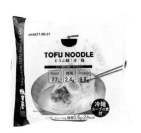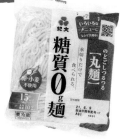

1 糖質ゼロめんや**2** 豆腐めんは、火を通しすぎるとやわらかくなってしまうので、加熱しない汁ものにおすすめ。パスタなどいためる系には　**3** しらたきが◎。どれも低糖質で食物繊維が豊富なので、追いめしも可。食物繊維ファーストの食べ順になるため、血糖値が急上昇しにくく、これならラーメンライスだってアリ!

アーモンドミルク

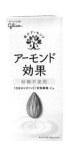

ビタミンEというアンチエイジング効果のある抗酸化ビタミンが豊富。低カロリーで、糖質、脂質も低いけれど、たんぱく質も少ない。ごまのような風味が出るので、担担めんなどのレシピにマスト。不足しがちなカルシウムもとれます。

さば缶

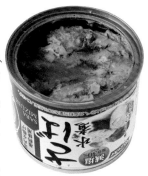

青魚に含まれるDHAやEPAなど、生活習慣病予防によいといわれる良質な脂質が豊富。ハンバーグ、ナゲット、カレーなどに、お肉がわりに使いますが、子どもも大好きでよく食べます。保存もできて便利だし、みそ汁や鍋に缶汁ごと入れるのも、海鮮風のうまみが出てお気に入りです。

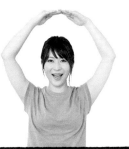

**骨や血合いなど
まるごと食べられて
カルシウム、鉄分が
とれる!**

鶏むね肉

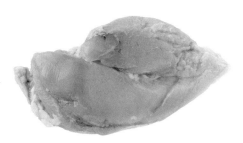

高たんぱくなうえに、脂質が低いというダイエットの神的食材。また、良質なたんぱく質の評価基準であるアミノ酸スコアが高いところも魅力。そぎ切りにして、酒につけたり、かたくり粉をまぶしたりすれば、かたくなりにくく食感も◎。牛豚より安いところも家計的に高ポイント!

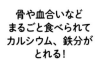

プレーンヨーグルト
（無糖・無脂肪）

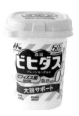

パンやスイーツのレシピでは、バターの
かわりにとり入れてカロリーや脂質をダ
ウンします。腸をととのえる発酵食品は
意識して使っていて、ほかにもコクを出
すためにみそをよくとり入れます。

カッテージチーズ
（裏ごし）

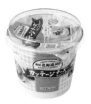

クリームチーズの代用品としてめちゃく
ちゃおすすめ。カロリーも脂質も大幅に
減らせます。あんこと一緒にパンにのせ
てもおいしいし、チーズケーキレシピに
も活躍します。ぜひお試しを！

サイリウム

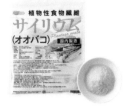

別名オオバコという植物の種子を粉末状
にしたもの。もちもちした食感を出した
いとき、とろみづけ、生地のつなぎとし
て使用。食物繊維たっぷりで、便通がよ
くなります（とりすぎには注意！逆に便
秘になることも）。

調味料は…

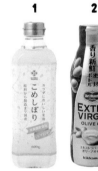 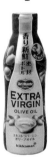 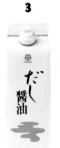 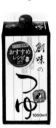 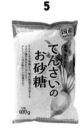 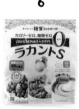 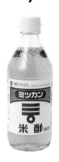

1米油、**2**オリーブオイル　生活習慣病予防の観点からも、油は良質なものを選びます。**3**だししょうゆ、**4**創味のつゆ　私は甘めの味
つけが好きなので、しょうゆのかわりにだししょうゆを使っています。お好みでふつうのしょうゆでも。だししょうゆを使う場合は、
和風顆粒だしは入れなくてもOKです。**5**てんさい糖　砂糖の中でも、低GIなてんさい糖を愛用。**6**ラカントS　スイーツなど、使用
量が多い場合はラカントSを使って、カロリーや糖質を抑えます。**7**酢　発酵したような風味を出せるので、パンのレシピに登場します。

＊材料はレシピどおりに正確にはかってください（お
いしさに差が出ます）。
＊おからパウダーは粒子の大きさにより吸水量が異な
ります。レシピ中の水や豆乳の分量は、超微粉タイプ
を使用した場合の分量です。粒子が大きいものだと吸
水量がふえて生地がパサつくことがありますので、そ
の場合は水分量をふやすなどの調整をしてください。
＊電子レンジ、オーブントースターの加熱時間は、メ
ーカーや機種によっても異なりますので、様子を見て
調整してください。
＊おろしにんにく、おろししょうがはチューブタイプ
のものを使用してもかまいません。
＊表示した熱量などの数値はあくまで目安です。
文部科学省「日本食品標準成分表2020年版（八訂）」や
メーカーの資料などをもとに算出しています。

＊好みで入れる材料については、熱量、糖質量、脂質
量、たんぱく質量、食物繊維量、塩分量に含んでいま
せん。
＊なお、ラカントSは糖質が体内でほとんど吸収され
ず尿中に排出されるため熱量は0、血糖値にも影響を
与えないため（炭水化物を含んではいますが）糖質0と
して計算しています。
＊調理時間には、あら熱をとる時間や冷ます時間は含
みません。

（時計マーク）は、調理時間の目安を示して
います

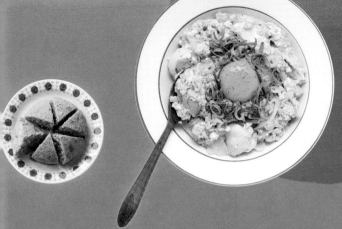

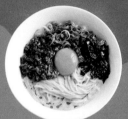

PART 1

みんなが作った！ 食べた、ヤセた！

人気のごはん
神7

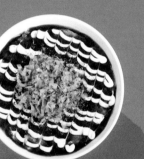

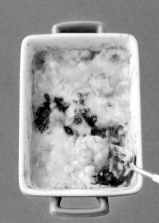

インスタグラム（ayn163_diet）に投稿されたレシピの中で、
反響が大きかったおかず系レシピの Best7。
ガマンしてた粉ものメニューやパン、めん、ごはんものも、
罪悪感なく食べられます。「メッチャおいしかった！」
「何回もリピしてます！」など、うれしい声もいっぱい♪

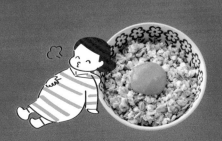

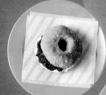

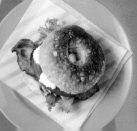

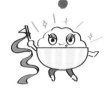

たんぱく質やビタミン類が
しっかりとれて脂質は控えめ。
ジャンクに見えるけど、実はすっごく
ヘルシーです。具はお好みでなんでもOK。
玉ねぎを加えると甘みが出るので
おすすめです。ツナは
ノンオイルならさらに◎。

オートミールの

ふわとろ絶品！ 洗いものも少なくてラクチン

レンチンお好み焼き

7分

（材料）(1人分)

オートミール…30g(MEMO＊1)

A｜顆粒和風だし…3g
　｜水…100g

卵…1個

キャベツ (せん切り)…3枚

玉ねぎ (1cm角に切る)…¼個

ツナ缶…1缶(80g)

ソース、マヨネーズ、削り節、
　青のり…各適量

──✂ おべんとうにも！ ──

忙しい朝にもパパッと作れて、1品で
栄養バランスもとれているので、おべ
んとうにもおすすめです。レンジ加熱
できるおべんとう箱やコンテナで作っ
て、冷ましてからふたを閉めます。食
べる前に温めれば、できたてのおいし
さに！

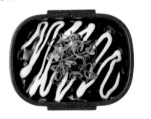

（作り方）

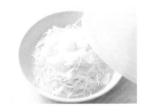

1
深さのある耐熱容器 (直径約15cm) に
キャベツ、玉ねぎを入れ (MEMO＊2)、
ラップをふんわりかけ (またはレンジ
加熱用のふたをずらしてのせ)、電子
レンジ (600W) で1分加熱する。

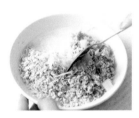

2
オートミール、A、缶汁をきったツナ
を加えてスプーンでまぜ合わせ、1と
同様にラップをかけて電子レンジで2
分加熱する。

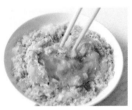

3
卵を割り入れて箸でよくまぜ合わせ、
1と同様にラップをかけて電子レンジ
で2分30秒加熱する (MEMO＊3)。

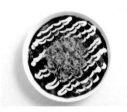

4
ソース、マヨネーズをかけ、削り節を
のせ、青のりを振る。

MEMO （＊1）インスタントオーツやクイックオーツなど、粒がこまかいものがおすすめ。　（＊2）具は、豚薄切り肉、豆苗、紅しょ
うが、桜えびなどでも。豚肉を加えるときは、**3**で卵をまぜたあとに広げてのせ、加熱する。　（＊3）ホットプレートやフラ
イパンで焼いてもOK。

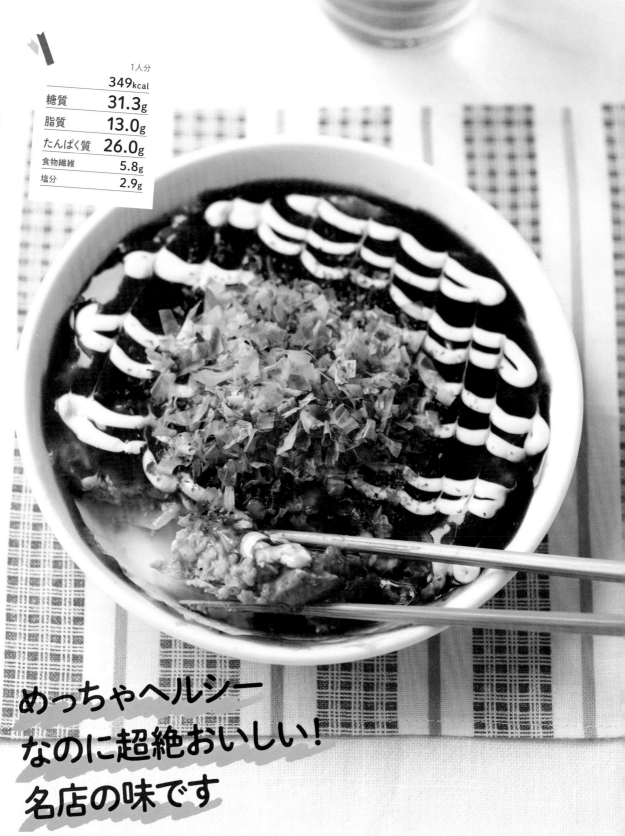

	1人分
	349kcal
糖質	31.3g
脂質	13.0g
たんぱく質	26.0g
食物繊維	5.8g
塩分	2.9g

めっちゃヘルシー
なのに超絶おいしい!
名店の味です

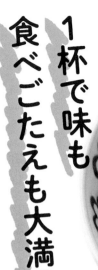

1杯で味も食べごたえも大満足

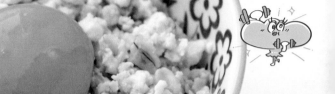

オートミールと豆腐をまぜて
ごはんにすると、ボリュームが出るし、
すごくおいしいんです！ 卵の白身も
加えてるからふわふわでまろやか。
たんぱく質、脂質、糖質のバランスが
優秀で、朝ごはんにピッタリです。

5分

オートミールと豆腐の

卵白をまぜてふっくらふわふわ

卵かけごはん

	1人分
	247kcal
糖質	19.8g
脂質	11.1g
たんぱく質	17.0g
食物繊維	3.7g
塩分	2.0g

材料 (1人分)

オートミール
　…30g(MEMO＊1)
絹ごし豆腐
　…100g(MEMO＊2)
卵…1個
A 顆粒和風だし
　　…2g(MEMO＊3)
　　塩…ひとつまみ
塩、しょうゆなど
　(好みで)…適量

作り方

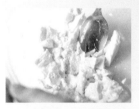

1 耐熱ボウルに豆腐を入れ、スプーンであらくつぶす。

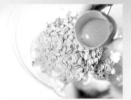

2 オートミール、卵白、**A**を加え(MEMO＊4)、まぜ合わせる。

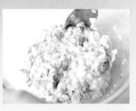

3 ラップをふんわりかけ(またはレンジ加熱用のふたをずらしてのせ)、電子レンジ(600W)で3分加熱する。手早くまぜてほぐし、器に盛り、卵黄をのせる。好みで塩、ごま油、しょうゆなどをかけて食べる(MEMO＊5)。

MEMO (＊1)粒が大きめのロールドオーツがおすすめ。　(＊2)水きりは不要。木綿豆腐で作ると、ややしっかりめの食感に。　(＊3)なくてもOK。入れたほうがおいしい。(＊4)卵黄と卵白を分けながら、卵白をボウルへ。　(＊5)塩＆ごま油で食べるのも超おすすめ。

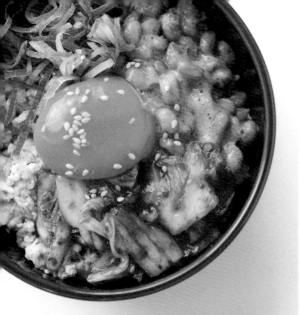

キムチ納豆 卵かけごはん

納豆1パック (50g)、白菜キムチ30g、青ねぎの小口切り適量、卵黄をのせ、いり白ごま少々を振る。

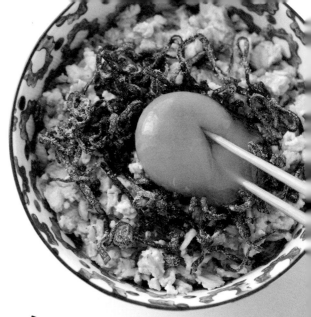

塩こぶ 卵かけごはん

塩こぶ5gを散らし、卵黄をのせ、ごま油小さじ1をかける。

卵かけごはんの トッピングバリエ4

特に好きなトッピング4種。ほかにも好きなものを、いろいろのっけて食べてみて!

ツナマヨ 卵かけごはん

ツナ缶½缶 (40g) を缶汁をきってのせ、もみのり適量、卵黄をのせ、マヨネーズ適量をかける。

明太 卵かけごはん

ほぐしたからし明太子大さじ1、卵黄をのせ、いり白ごま少々を振る。

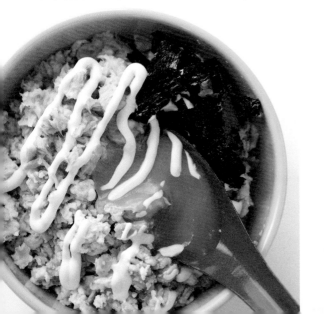

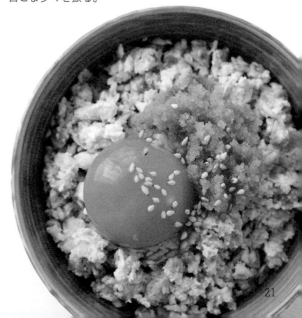

しっとりモチモチ♡ 野菜もたっぷりとれる

オートミールの カレー蒸しパン

6分

甘い蒸しパンに飽きてなんとなく作ってみたら、これがめっちゃおいしくて自分でもビックリ！ 具は好きなものでOK。野菜もしっかり食べられます。茶わんひとつでカンタンにできるので、ぜひ作ってみてください。

材料（直径約15㎝茶わん1個分）

A
オートミール… 20g (MEMO＊1)
おからパウダー (超微粉)… 10g
砂糖 (てんさい糖)… 8g (MEMO＊2)
ベーキングパウダー… 3g
固形コンソメ (砕く)　… 3g (MEMO＊3)
カレーパウダー… 3g
プレーンヨーグルト (無糖・無脂肪)　… 50g (MEMO＊4)
卵… 1個
水… 20g

B
鶏ひき肉… 40g
玉ねぎ (あらいみじん切り)… ¼個
にんじん (あらいみじん切り)… ⅓本
ホールコーン… 大さじ2
枝豆 (ゆでてさやから出す)… 5さや

作り方

1

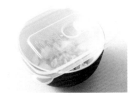

耐熱の茶わんに**B**を入れ (MEMO＊5)、ラップをふんわりかけ (またはレンジ加熱用のふたをずらしてのせ)、電子レンジ (600W) で、野菜がやわらかくなるまで1分加熱する。

2

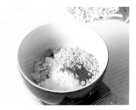

Aを加え、箸でよくまぜ合わせる (MEMO＊6)。

3

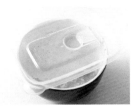

1と同様にラップをかけて電子レンジで3分30秒〜4分加熱する。

4

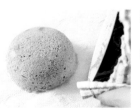

キッチンペーパーにとり出し、あら熱をとる。食べやすく切って器に盛る (MEMO＊7)。

MEMO (＊1) 粒がこまかいインスタントオーツやクイックオーツを使用。粒が大きいものはフードプロセッサーやミルなどで粉末化する。　(＊2) ラカントSでも。　(＊3) 鶏ガラスープのもとでも。　(＊4) 豆乳ヨーグルトでも。　(＊5) 具は、大豆ミート、ピーマン、チーズなどお好みで。シナモンやナツメグを加えてもおいしい。　(＊6) 茶わんをデジタルスケールにのせ、計量しながら加えるとラク。　(＊7) すぐに食べないときは、あら熱がとれたらラップで包んで保存。

人気おやつレシピの
お食事アレンジが大好評♡
カレーピラフ風の味

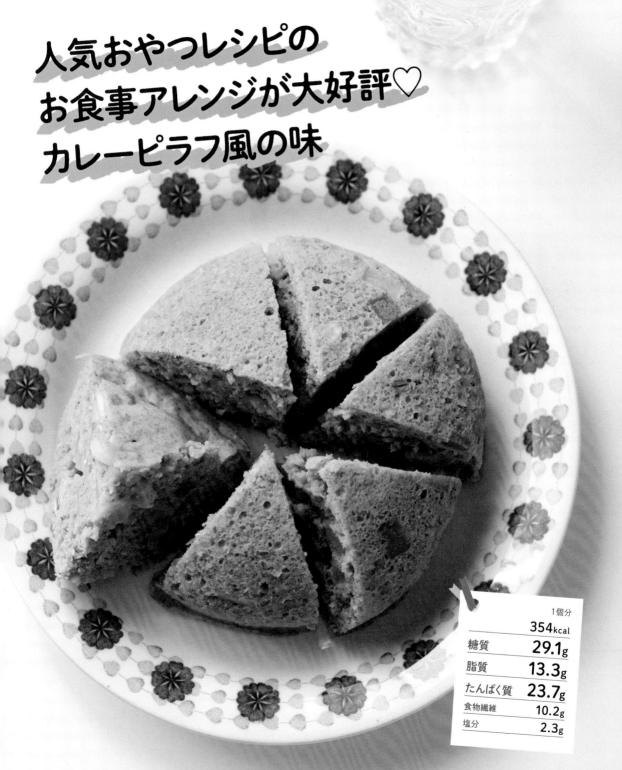

	1個分
	354kcal
糖質	**29.1**g
脂質	**13.3**g
たんぱく質	**23.7**g
食物繊維	10.2g
塩分	2.3g

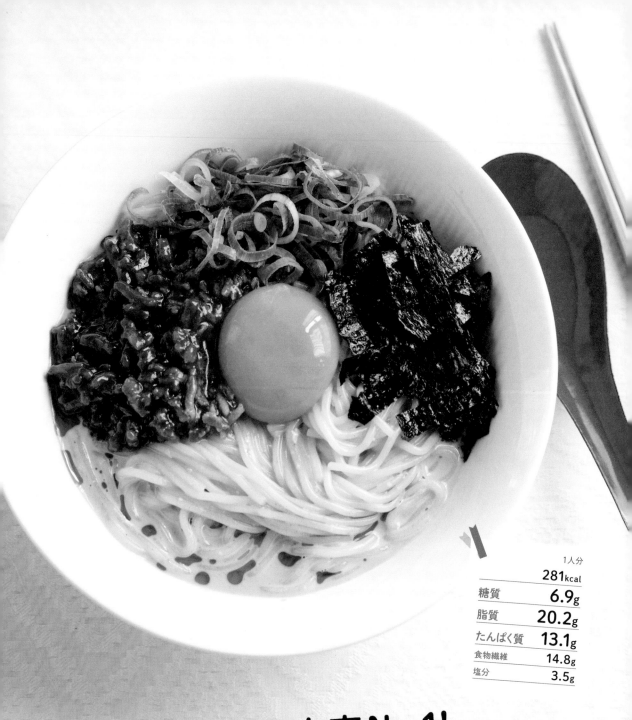

	1人分
	281kcal
糖質	6.9g
脂質	20.2g
たんぱく質	13.1g
食物繊維	14.8g
塩分	3.5g

Instagramの保存率No.1!
残りスープで追いめしも美味

糖質ゼロめんの 汁なし担担めん

（3分）

材料（1人分）

糖質ゼロめん（丸めん）…1袋（MEMO＊1）

A │ ねり白ごま…大さじ1（MEMO＊2）
　　│ 鶏ガラスープのもと…小さじ1
　　│ みそ…小さじ1（MEMO＊3）
　　│ 砂糖（てんさい糖）…小さじ1（MEMO＊4）
　　│ 豆板醤…小さじ½（MEMO＊5）
　　│ おろししょうが…小さじ½
　　│ おろしにんにく…小さじ½
　　│ 湯…大さじ2

卵黄…1個分
大豆ミートの肉みそ（p.98参照）…適量
もみのり、青ねぎ（小口切り）…各適量
ラー油（好みで）…適量

作り方

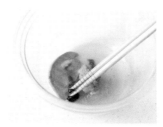

1
ボウルに**A**を入れ、まぜ合わせる。

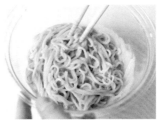

2
糖質ゼロめんを水けをきって加え、まぜ合わせる。器に盛り、肉みそ、もみのり、青ねぎ、卵黄をのせ（MEMO＊6）、好みでラー油を回しかける。

> 豆腐めんやしらたきで作ってもOK。
> 低糖質なので、追いめし（残った汁に
> ごはんを追加）しても大丈夫です。
> アンチエイジングにも◎な
> ごまがたっぷりで、とにかくおいしい！
> ラーメンが大好きな人に、ぜひ。

MEMO　（＊1）水きりするだけで使えるものを使用。違うタイプの場合は袋の表示どおり調理する。かわりに、豆腐めん、しらたきでも。しらたきを使うときは、キッチンペーパーを敷いた耐熱皿に水をきって入れ、ラップはかけずに電子レンジ（600W）で5分加熱し、食べやすく切る。　（＊2）なければすり白ごま大さじ1＋豆乳orアーモンドミルク大さじ1でも。　（＊3）合わせみそ、または赤みそを使用。　（＊4）ラカントSでも。　（＊5）なくてもOK。　（＊6）トッピングはほかに、温泉卵、玉ねぎのみじん切りなどでも。

ムチッとした素朴な味わい♡
食物繊維がたっぷり

オートミール ベーグル

発酵もケトリング（ゆでる工程）も
不要のずぼらベーグル。
食べごたえバツグンなので
1個でおなかいっぱいになります。
冷めてもおいしいけど、
食べる前に20秒くらいレンチンor
トーストすると、ほわほわ＆ムチムチに。

25分

材料 （3個分）

A オートミール … 50g（MEMO＊1）
アーモンドプードル … 20g
おからパウダー（超微粉）… 10g
砂糖（てんさい糖）… 15g（MEMO＊2）
サイリウム（オオバコ）… 11g
ベーキングパウダー … 5g
塩 … ひとつまみ

B 卵 … 1個
プレーンヨーグルト（無糖・無脂肪）… 80g
水 … 20g

●準備
オーブンを200度に予熱する。

あんチーズサンド
ベーグルの厚みを半分に切り、粒あんとカッテージチーズをはさむ。カッテージチーズはクリームにくらべて低脂質。甘いあんに酸味のあるさっぱり味が絶妙！

BLTサンド
ベーコンはフライパンでカリッと焼き、レタス、トマトの輪切り、カッテージチーズとともに、厚みを半分に切ったベーグルにはさむ。バランス◎でガツンと満腹。

作り方

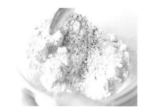

1 ボウルに**A**を入れ（MEMO＊3）、スプーンでまぜ合わせる。

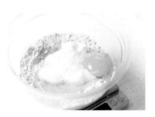

2 **B**を加え、さらによくまぜ合わせる。

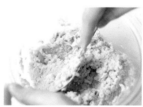

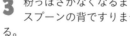

3 粉っぽさがなくなるまで、スプーンの背ですりまぜる。

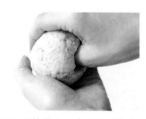

4 3等分し、水でぬらした手で丸める。親指でまん中に穴をあけ、くるくる回しながらドーナツ形にととのえる。

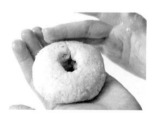

5 再び水でぬらした手で表面をなでてなめらかにする（MEMO＊4）。残りも同様に成形し、オーブンシートを敷いた天板にのせ、200度のオーブンで18分焼く。網にとり出し、あら熱をとる。

MEMO （＊1）粒がこまかいインスタントオーツやクイックオーツを使用。粒が大きいものはフードプロセッサーやミルなどで粉末化する。　（＊2）ラカントSでも。甘さ控えめなので、甘〜いのが好きな人は量をふやす。　（＊3）ごま、ココアパウダー、くるみ、レーズンなどを加えてもおいしい。特にすりごまはおすすめ！　（＊4）焼く前に卵黄（分量外）を水でといて塗ると、きれいな焼き色に。

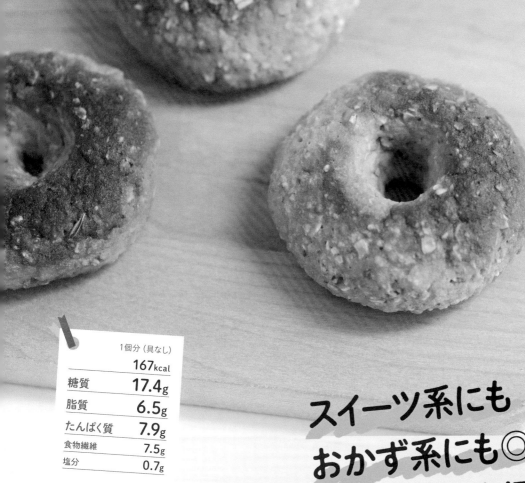

1個分（具なし）		
	167	kcal
糖質	17.4	g
脂質	6.5	g
たんぱく質	7.9	g
食物繊維		7.5g
塩分		0.7g

スイーツ系にも
おかず系にも◎！
試作1年の自信作

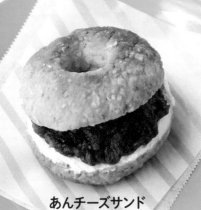

あんチーズサンド

BLTサンド

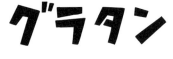

小麦粉もバターも使わずトロトロ&アツアツ

オートミール グラタン

器ひとつで、まぜてレンチン&オーブントースター仕上げ。洗いものも少なくて、1人分でも簡単に作れるグラタンです。具は好きなものでOKなので、いろいろアレンジしてみてください！

⏱ 15分

材料 (1人分)

A オートミール…20g(MEMO＊1)
　 鶏ガラスープのもと
　　　　…2g(MEMO＊2)
　 アーモンドミルク
　　　　…100g(MEMO＊3)
　 水…30〜40g(MEMO＊4)
冷凍むきえび…5尾
ブロッコリー(小房に分ける)…40g
玉ねぎ(あらいみじん切り)…¼個
しめじ(ほぐす)…⅙パック
ピザ用チーズ…ひとつかみ(MEMO＊5)
パセリのみじん切り(あれば)…適量

作り方

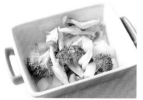

1
耐熱皿(約17×10cm)にブロッコリー、しめじ、玉ねぎを入れ(MEMO＊6)、ラップをふんわりかけ(またはレンジ加熱用のふたをずらしてのせ)、電子レンジ(600W)で1分30秒加熱する。

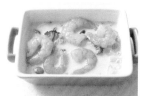

2
冷凍むきえびは熱湯に入れて2分ほどおき、解凍する。1にAを加えてスプーンでよくまぜ、むきえびをのせ、ラップはかけずに電子レンジで3分加熱する。

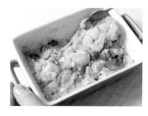

3
全体をスプーンでぐるっとまぜる。

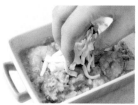

4
ピザ用チーズをのせ、オーブントースターでチーズがとろけるまで5〜7分焼く(MEMO＊7)。あればパセリを振る。

MEMO (＊1)粒がこまかいインスタントオーツやクイックオーツを使用。粒が大きいものはフードプロセッサーやミルなどで粉末化する。　(＊2)固形コンソメでも。　(＊3)豆乳、牛乳でも。　(＊4)トロトロのゆるめが好きなら40gで。
(＊5)とろけるタイプのスライスチーズ1枚でも。　(＊6)アスパラガス、鶏肉、ツナなどもおすすめ。　(＊7)チーズがとろければよいので、電子レンジで1〜2分加熱でもOK!

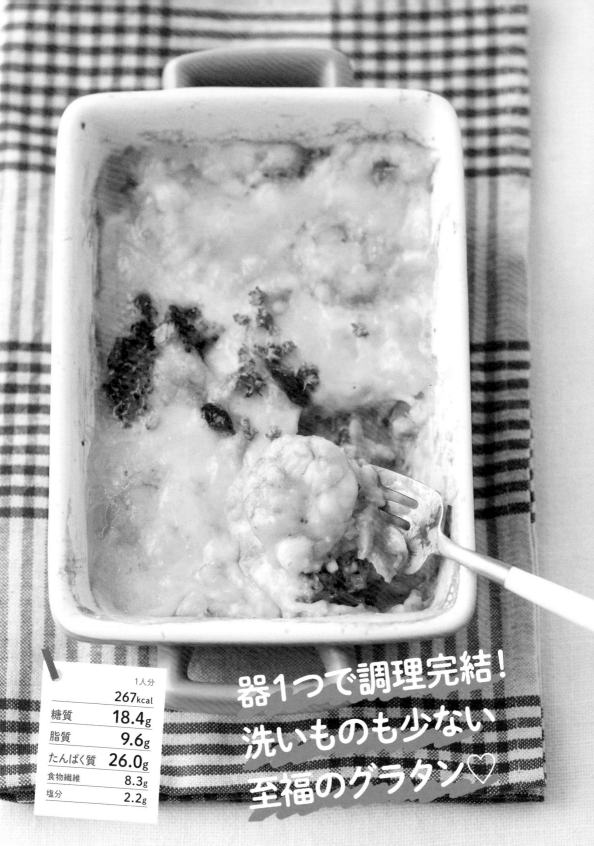

	1人分
	267kcal
糖質	18.4g
脂質	9.6g
たんぱく質	26.0g
食物繊維	8.3g
塩分	2.2g

器1つで調理完結！
洗いものも少ない
至福のグラタン♡

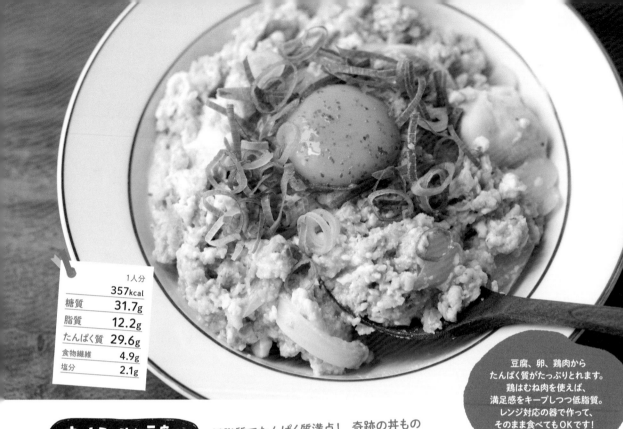

1人分	
	357kcal
糖質	31.7g
脂質	12.2g
たんぱく質	29.6g
食物繊維	4.9g
塩分	2.1g

豆腐、卵、鶏肉から
たんぱく質がたっぷりとれます。
鶏はむね肉を使えば、
満足感をキープしつつ低脂質。
レンジ対応の器で作って、
そのまま食べてもOKです!

オートミールと豆腐の 親子ぞうすい

低脂質でたんぱく質満点! 奇跡の丼もの

7分

材料 (1人分)

オートミール … 30g (MEMO＊1)

絹ごし豆腐 … 100g

卵 (卵黄と卵白に分ける) … 1個

A｜だししょうゆ … 大さじ1
　｜砂糖 (てんさい糖)
　｜　… 小さじ1 (MEMO＊2)
　｜水 … 50g

鶏むね肉 (一口大に切る)
　… 50g (MEMO＊3)

玉ねぎ (1cm厚さに切る) … ¼個

青ねぎ (小口切り) … 適量

一味とうがらし (好みで) … 少々

作り方

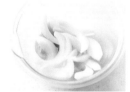

1 耐熱ボウルに鶏肉、玉ねぎを入れてラップをふんわりかけ (またはレンジ加熱用のふたをずらしてのせ)、電子レンジ (600W) で1分30秒加熱する。

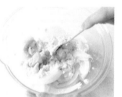

2 豆腐を加え、スプーンでつぶしながらまぜる。

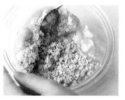

3 オートミール、A、卵白を加えてまぜ合わせ、**1**と同様にラップをかけて電子レンジで3分加熱する (MEMO＊4)。全体をぐるっとまぜて器に盛り、卵黄をのせる。青ねぎを散らし、好みでとうがらしを振る。

MEMO (＊1) 粒が大きいロールドオーツがおすすめ。 (＊2) ラカントSでも。エネルギー＆脂質は高くなる。豚肉、さば缶、ツナ缶で作ってもおいしい。 (＊3) もも肉で作るとふっくら仕上がるが、エ熱時間を3分30秒〜4分にのばす。 (＊4) オートミールの粒が大きめのときは、加

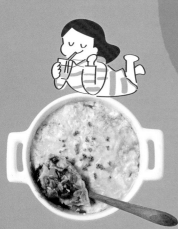
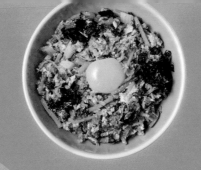
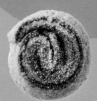

PART 2

栄養バランス◎で、するするヤセる

オートミールに おきかえごはん

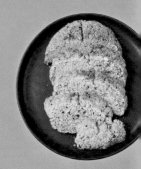

米や小麦粉のかわりにオートミールで作るから
ワンプレートメニューでも栄養価が高く、
ダイエット効率がUP。不足しがちな食物繊維もしっかり
補給できて、おなかにたまるので間食が減るはず。
どれも驚くほど簡単なので、だまされたと思ってお試しを!

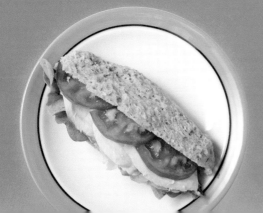
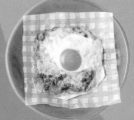

オートミールと豆腐を合わせて
まるでごはんみたいな食感に！
ダイエッターにぴったりな
ノンライスの低糖質オムライスです。
具は好みのものでOK。
たんぱく質や食物繊維も
しっかりとれます。

オートミールと豆腐の ごはんなしでもライス欲を満たす！
オムライス

15分

材料 (1人分)

オートミール … 30g (MEMO＊1)

木綿豆腐 … 100g

A | 玉ねぎ (みじん切り) … 1/4個
　 | ピーマン (みじん切り) … 1個
　 | にんじん (みじん切り) … 1/3本
　 | しめじ (ほぐす) … 1/4パック
　 | 鶏ひき肉 … 50g

B | 固形コンソメ (砕く) … 1/3個 (MEMO＊2)
　 | トマトケチャップ … 20g
　 | 砂糖 (てんさい糖) … 2g (MEMO＊3)
　 | 塩、こしょう … 各適量

卵 … 1個

C | 豆乳 (無調整) … 30g
　 | 塩、こしょう … 各適量
　 | ナツメグ (あれば) … 少々

米油 … 適量 (MEMO＊4)

トマトソース (市販品) … 適量

パセリ (あれば) … 適量

作り方

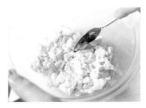

1
耐熱ボウルに豆腐を入れ、スプーンでグルグルまぜてつぶす。

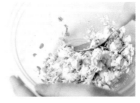

2
オートミールを加えてまぜ合わせ、ラップはかけずに電子レンジ (600W) で3分加熱する。

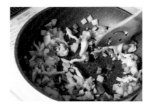

3
フライパンを熱して米油を薄く引き、**A** (MEMO＊5) をいためて火を通す。

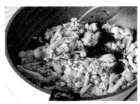

4
B を加えていため合わせ、器に盛る。

5
ボウルに卵を割りほぐし、**C** を加えてまぜる。フライパンを軽く洗って熱し、米油を薄く引き、卵液を流し入れる。縁が固まってきたら箸で全体をまぜ、好みの状態に火を通し、**4** にのせる。トマトソースをかけ、あればパセリを添える。

MEMO

(＊1) 粒が大きいロールドオーツがおすすめ。　(＊2) 顆粒和風だしでも。なくてもOK。　(＊3) ラカントSでも。
(＊4) オリーブオイルなど好みのオイルでも。
(＊5) 具は好みのもので。

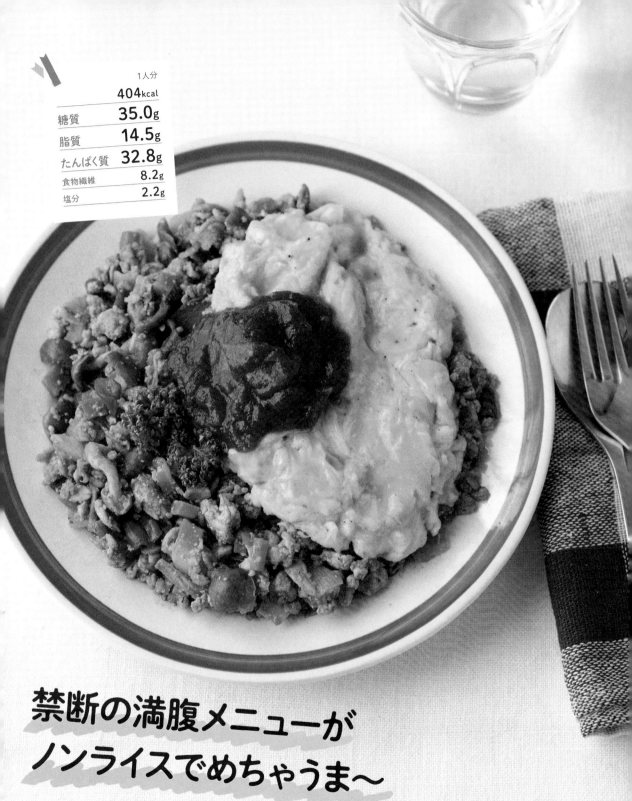

1人分	
	404kcal
糖質	35.0g
脂質	14.5g
たんぱく質	32.8g
食物繊維	8.2g
塩分	2.2g

禁断の満腹メニューが
ノンライスでめちゃうま〜

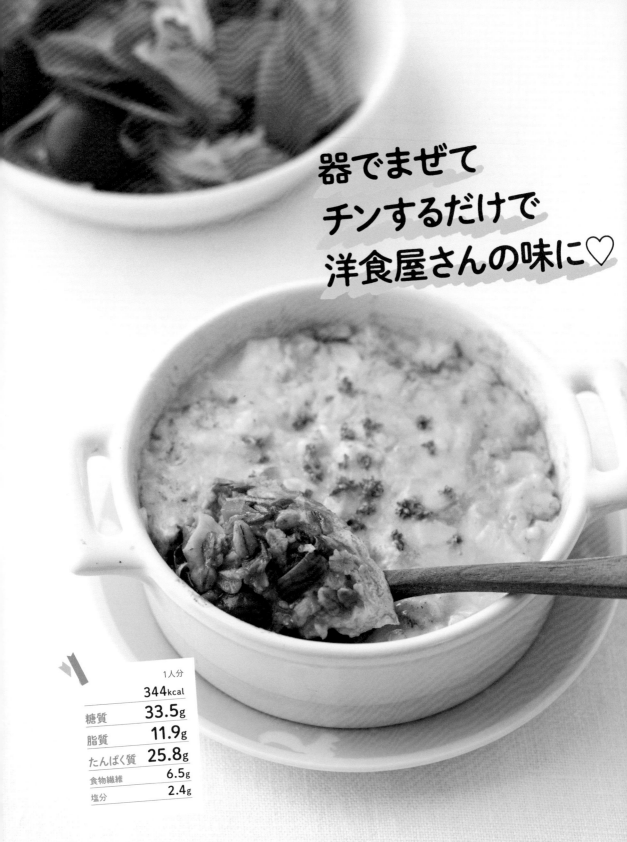

器でまぜて
チンするだけで
洋食屋さんの味に♡

	1人分
	344kcal
糖質	33.5g
脂質	11.9g
たんぱく質	25.8g
食物繊維	6.5g
塩分	2.4g

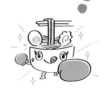

オムライスの豆腐をなくして
さらに簡単にしてみたら、
トロトロふわ〜なドリアができました！
加熱の途中で1回まぜる一手間で、
洋食屋さんもびっくりのふわふわっぷり。
砂糖を少し加えることで、
味がまろやかになります。

オートミールの
オムライスドリア

ふわトロ食感♡　野菜もたっぷり

10分

材料 （1人分）

オートミール…30g(MEMO＊1)

A
鶏むね肉（一口大に切る）…40g
玉ねぎ（みじん切り）…¼個
ピーマン（みじん切り）…1個
しめじ（ほぐす）…⅙パック
にんじん（みじん切り）…¼本

B
トマトケチャップ…20g
砂糖（てんさい糖）…2g(MEMO＊2)
顆粒和風だし…2g(MEMO＊3)
水…50g

C
卵…1個
豆乳（無調整）…15g(MEMO＊4)
塩、こしょう…各適量
ナツメグ（あれば）…少々

ピザ用チーズ…ひとつかみ(MEMO＊5)
パセリのみじん切り（あれば）…適量

おべんとうにも！

容器ひとつでできるから、おべんとうにもおすすめ！　おべんとう用は卵にしっかり熱を通すこと。トロトロな部分がなくなるまで加熱してください♪

作り方

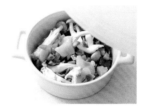

1
耐熱容器に**A**を入れ(MEMO＊6)、ラップをふんわりかけ（またはレンジ加熱用のふたをずらしてのせ）、電子レンジ（600W）で1分30秒加熱する。

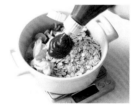

2
オートミール、**B**を加えてよくまぜ合わせ、1分ほどおく。**1**と同様にラップをかけて電子レンジで2分30秒加熱する。

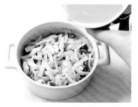

3
ピザ用チーズをのせ、**C**をまぜ合わせて回しかけ、**1**と同様にラップをかけて電子レンジで1分加熱する。

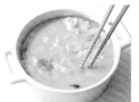

4
いったんとり出して、卵の固まったところをほぐすようにまぜ、好みの状態になるまでさらに30秒〜1分加熱する。あればパセリを振る。

MEMO （＊1）粒が大きめのロールドオーツがおすすめ。　（＊2）ラカントSでも。　（＊3）固形コンソメでも。　（＊4）牛乳、アーモンドミルクなどでも。　（＊5）またはとろけるスライスチーズ1枚。　（＊6）具は好みのものでOK。

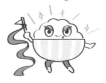

みんなでワイワイ食べるもよし。1人で食べて、残ったらおにぎりにするもよし。おにぎりにするときは卵を卵白と卵黄に分けず、フライパンに全部加えていため合わせます。

オートミールと豆腐の

簡単！ ヘルシー！
ピリ辛で香ばしい韓国ごはん

ビビンパチャーハン

13分

（材料）（2人分）

オートミール…50g（MEMO＊1）

木綿豆腐…150g（MEMO＊2）

卵（卵白と卵黄に分ける）…1個

A 豚ひき肉…50g（MEMO＊3）
にんじん（細切り）…1/3本
玉ねぎ（あらいみじん切り）…1/4個
ほうれんそう（2〜3cm長さに切る）
…2株

ごま油…少々

塩…ひとつまみ

B コチュジャン…大さじ1/2
鶏ガラスープのもと…小さじ1
しょうゆ…小さじ1
砂糖（てんさい糖）
…小さじ1/2（MEMO＊4）
おろしにんにく…小さじ1/2

焼きのり…適量（MEMO＊5）

（作り方）

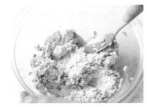

1
耐熱ボウルにオートミール、豆腐を入れ、スプーンで豆腐をくずすようにしてよくまぜ合わせる。ラップはかけずに電子レンジ（600W）で3分加熱し、まぜてほぐす。

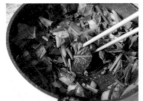

2
フライパンにごま油を熱し、**A**を入れて塩を振り（MEMO＊6）、しんなりするまでいためる。

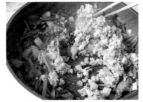

3
1を加えていため合わせ、卵白を加え、まぜながらしっかりいためる。

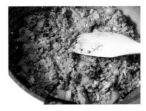

4
Bを加えていためながらからめ、パラパラになってきたら、まぜずに1〜2分焼いてお焦げを作る（MEMO＊7）。器に盛って卵黄をのせ、焼きのりをちぎって散らす（MEMO＊8）。

MEMO （＊1）粒が大きめのロールドオーツがおすすめ。 （＊2）絹ごしでも。 （＊3）鶏ひき肉でも。 （＊4）ラカントSでも。
（＊5）韓国のりでも。 （＊6）しめじやキムチ、納豆を加えても美味。 （＊7）倍量で作ってフライパンのままテーブルへ運んでみんなで食べても！ 倍量で作る場合、電子レンジの加熱時間は5分に。 （＊8）青ねぎの小口切りや糸とうがらしなどをトッピングしても。

お焦げがおいしい！
ガッツリ食べても
罪悪感なし

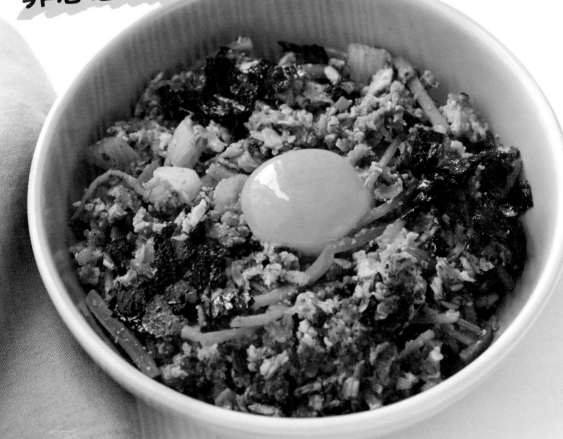

	1人分
	280kcal
糖質	22.4g
脂質	12.6g
たんぱく質	18.7g
食物繊維	5.5g
塩分	2.2g

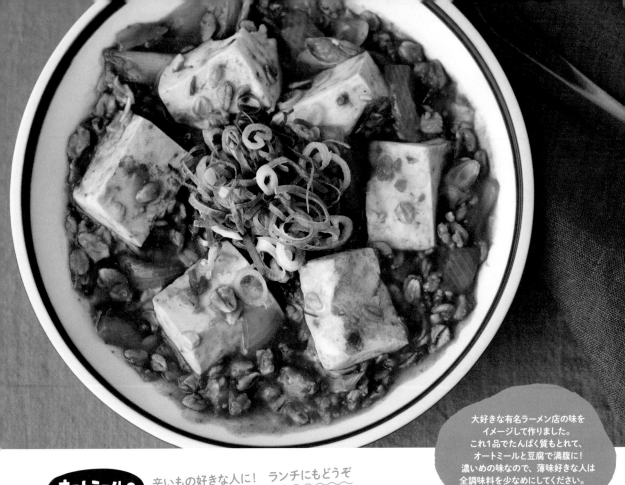

大好きな有名ラーメン店の味を
イメージして作りました。
これ1品でたんぱく質もとれて、
オートミールと豆腐で満腹に!
濃いめの味なので、薄味好きな人は
全調味料を少なめにしてください。

オートミールの 辛いもの好きな人に! ランチにもどうぞ

やみつき辛うま豆腐めし （7分）

材料 （1人分）

オートミール…30g（MEMO＊1）

A 鶏ひき肉…30g
　 玉ねぎ（みじん切り）…¼個
　 ねぎ（斜め切り）…10cm

B みそ…小さじ1
　 豆板醤…小さじ1
　 砂糖（てんさい糖）…小さじ1（MEMO＊2）
　 鶏ガラスープのもと…小さじ1
　 おろしにんにく…小さじ½
　 おろししょうが…小さじ½
　 水…120g
　 一味とうがらし…大さじ1（MEMO＊3）

絹ごし豆腐…150g

青ねぎ（小口切り）…適量

作り方

1 耐熱ボウルに**A**を入れ（MEMO＊4）、ラップをふんわりかけ（またはレンジ加熱用のふたをずらしてのせ）、電子レンジ（600W）で1分加熱する。

2 **B**を加えてよくまぜ、オートミールを加えてまぜ合わせる。豆腐を食べやすく切って加え、くずさないようにまぜる。**1**と同様にラップをかけ、電子レンジで3分加熱する。

3 軽くまぜて器に盛り、青ねぎをのせる。

	1人分
	321kcal
糖質	33.1g
脂質	12.0g
たんぱく質	20.5g
食物繊維	6.6g
塩分	3.4g

MEMO

（＊1）粒が大きめのロールドオーツがおすすめ。　（＊2）ラカントSでも。　（＊3）好みで量をかげんする。辛いのが苦手なら加えなくてもOK。　（＊4）しめじやにらを加えてもおいしい。

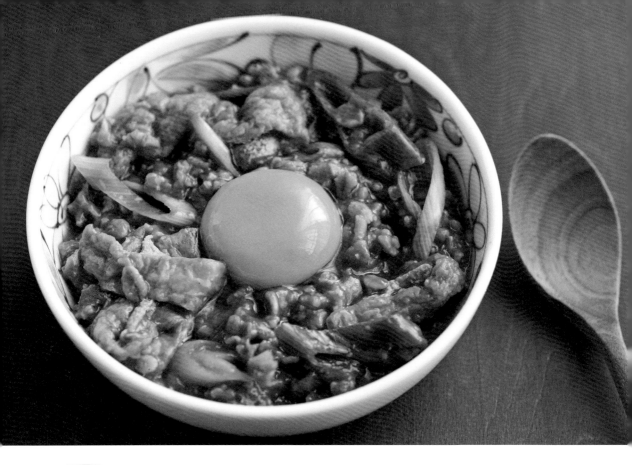

オートミールの みそ煮込みぞうすい

大好物の名古屋風♡甘め赤みそ味

⏱ 5分

（材料）（1人分）

オートミール…30g（MEMO＊1）

A 青ねぎ（斜め切り）…½本
油揚げ（短冊切り）…½枚

B 赤みそ…小さじ1
顆粒和風だし…小さじ1
砂糖（てんさい糖）
　…小さじ1（MEMO＊2）
水…160g

卵黄…1個分

（作り方）

1 耐熱ボウルに**A**を入れ（MEMO＊3）、ラップをふんわりかけ（またはレンジ加熱用のふたをずらしてのせ）、電子レンジ（600W）で1分加熱する。

2 **B**を加えてまぜ、みそをとかす。オートミールを加えて軽くまぜ、**1**と同様にラップをかけて電子レンジで3分加熱する。器に盛り、卵黄をのせる。

	1人分
	276kcal
糖質	25.2g
脂質	14.2g
たんぱく質	13.1g
食物繊維	4.9g
塩分	2.0g

MEMO （＊1）粒が大きめのロールドオーツがおすすめ。　（＊2）ラカントSでも。　（＊3）鶏肉、かまぼこなどもおすすめ。

オートミールと豆腐の

レンジですぐできる炊き込みごはん風

おこわ

10分

材料 (2人分)

オートミール … 50g (MEMO＊1)

木綿豆腐 … 150g

A | にんじん (細切り) … ¼本
| しめじ (ほぐす) … ⅕パック
| 油揚げ (短冊切り) … 1枚

B | しょうゆ … 小さじ1
| 砂糖 (てんさい糖) … 小さじ1 (MEMO＊2)
| 顆粒和風だし … 小さじ1

青じそ (せん切り) … 適量

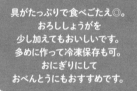

具がたっぷりで食べごたえ◎。
おろししょうがを
少し加えてもおいしいです。
多めに作って冷凍保存も可。
おにぎりにして
おべんとうにもおすすめです。

作り方

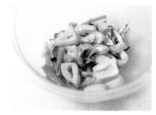

1
耐熱ボウルに**A**を入れ(MEMO＊3)、ラップをふんわりかけ (またはレンジ加熱用のふたをずらしてのせ)、電子レンジ (600W) で1分加熱する。

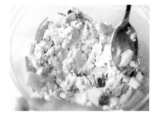

2
豆腐を加え、スプーンでつぶしながらまぜ合わせる。

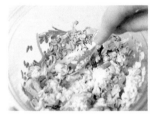

3
オートミール、**B**を加えてよくまぜ、ラップはかけずに電子レンジで3分加熱する。

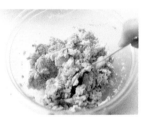

4
いったんとり出し、全体をほぐすようにまぜ、ラップはかけずに電子レンジでさらに3分加熱する (MEMO＊4)。ほぐすようにまぜて器に盛り、青じそをのせる。

MEMO (＊1) 粒が大きめのロールドオーツがおすすめ。　(＊2) ラカントSでも。　(＊3) 具は鶏肉、さやいんげん、枝豆なども◎。
(＊4) 水っぽいようなら、さらに加熱する。

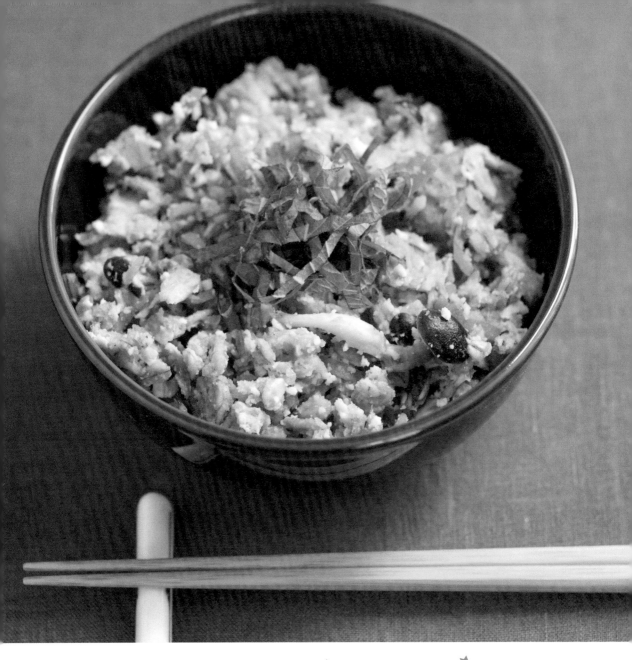

和食献立の主食に☆
きのこやお揚げの
うまみがシミシミ～

	1人分
	219kcal
糖質	18.5g
脂質	10.4g
たんぱく質	13.3g
食物繊維	4.5g
塩分	1.1g

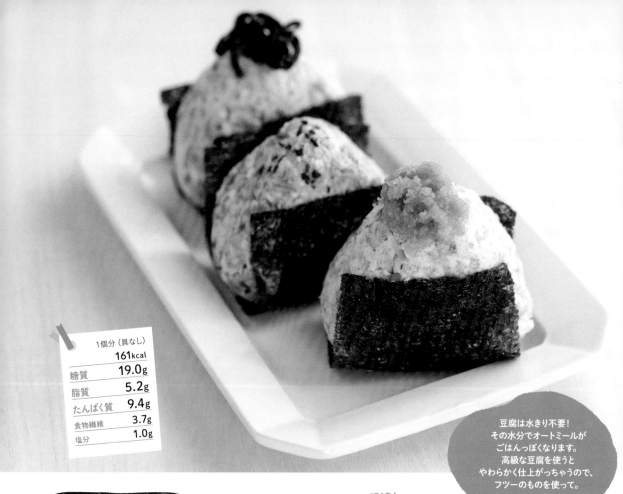

1個分（具なし）	
161kcal	
糖質	**19.0g**
脂質	**5.2g**
たんぱく質	**9.4g**
食物繊維	**3.7g**
塩分	**1.0g**

豆腐は水きり不要！
その水分でオートミールが
ごはんっぽくなります。
高級な豆腐を使うと
やわらかく仕上がっちゃうので、
フツーのものを使って。

たんぱく質も食物繊維も、1個に凝縮！

オートミールと豆腐の おにぎり

🕐 5分

材料 (1個分)

オートミール … 30g (MEMO＊1)
絹ごし豆腐 … 100g
A │ 塩 … ひとつまみ
　　│ 水 … 20g
こぶのつくだ煮、からし明太子、黒ごま
　　など好みの具材 … 適量
焼きのり … 適量

作り方

1 耐熱ボウルにオートミール、豆腐、**A**
を入れ、スプーンで豆腐をつぶしなが
らまぜ合わせる。ラップをふんわりか
け（またはレンジ加熱用のふたをずら
してのせ）、電子レンジ（600W）で3
分30秒加熱する。

2 ほぐすようにまぜ、ラップにのせて広
げ、好みの具をまん中にのせ（または
まぜ込み）、ラップの上からにぎる。
ラップをはずし、焼きのりを巻いて器
に盛り、具と同じものを少量のせる。

\POINT/

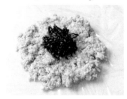

ラップを使うとにぎりやすく、
衛生面も安心。まん中に好き
な具をのせ、ラップごと包ん
で形をととのえます。

MEMO （＊1）粒が大きめのロールドオーツがおすすめ。

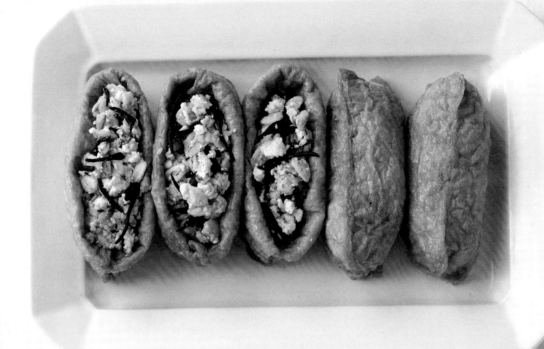

レンチンして甘酢をまぜて
甘辛味の油揚げに詰めれば、
米なしのおいなりさんが完成！
ひじきからは鉄分やカルシウムがとれ、
油揚げでたんぱく質も増量。
栄養ぎっしりで大満足。

食べやすい形の甘辛味で子どもも大好き！

オートミールと豆腐の おいなりさん

⏱ 15分

（材料）（5個分）

オートミール … 40g（MEMO＊1）

絹ごし豆腐 … 100g

A | 塩 … ひとつまみ
　 | 水 … 30g

B | 酢 … 小さじ1
　 | 砂糖（てんさい糖）… 小さじ1（MEMO＊2）

ひじき（水もどし不要）… 13g（MEMO＊3）

油揚げ（いなりずし用・味つき）… 5枚

（作り方）

1 耐熱ボウルにオートミール、豆腐、**A** を入れ、スプーンで豆腐をつぶしながらまぜ合わせる。ラップをふんわりかけ（またはレンジ加熱用のふたをずらしてのせ）、電子レンジ（600W）で3分加熱する。

2 ほぐすようにまぜ、**B** を加えてまぜ合わせ、ひじきを加えてまぜる。

3 5等分して軽くまとめ、油揚げに詰める。

	1個分
	77kcal
糖質	8.3g
脂質	3.1g
たんぱく質	3.9g
食物繊維	1.2g
塩分	0.4g

MEMO （＊1）粒が大きめのロールドオーツがおすすめ。　（＊2）ラカントSでも。　（＊3）なくてもOK。

低糖質＆低脂質！
ドレッシングとディップ
7レシピ

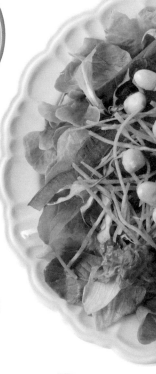

シンプルなグリーンサラダに◎
フレンチドレッシング

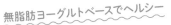

材料 （作りやすい分量）

オリーブオイル…大さじ1（MEMO＊1）
酢…大さじ½
砂糖（てんさい糖）…小さじ½（MEMO＊2）
塩…ふたつまみ
粒マスタード（あれば）…小さじ½
あらびき黒こしょう…適量

作り方

材料をすべてまぜ合わせる。

MEMO
（＊1）あまに油やえごま油でも。
（＊2）ラカントSでも。

無脂肪ヨーグルトベースでヘルシー
サウザンアイランドドレッシング

材料 （作りやすい分量）

プレーンヨーグルト（無糖・無脂肪）
　…大さじ2
豆乳（無調整）…大さじ1
トマトケチャップ…大さじ1
砂糖（てんさい糖）…小さじ1（MEMO＊1）
塩…ふたつまみ
おろしにんにく…小さじ⅓

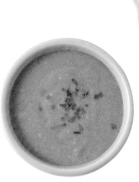

作り方

材料をすべてまぜ
合わせる（MEMO
＊2）。

MEMO
（＊1）ラカントSでも。
（＊2）仕上げにパセリのみじん
切りを振っても。

和風で食べたいときはコレ！
わさびドレッシング

材料 （作りやすい分量）

しょうゆ…大さじ1
酢…小さじ2
砂糖（てんさい糖）…小さじ1（MEMO＊1）
わさび…小さじ½
水…大さじ1（MEMO＊2）

作り方

材料をすべてまぜ合わせる。

MEMO
（＊1）ラカントSでも。　（＊2）ごま油、
オリーブオイル、えごま油、あまに油に
かえても。

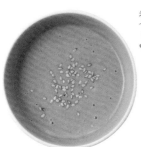

香りバツグン！
ごまドレッシング

材料（作りやすい分量）

すり白ごま…大さじ1〜2（MEMO＊1）
豆乳（無調整）…大さじ2
酢…小さじ1
砂糖（てんさい糖）…小さじ1（MEMO＊2）
合わせみそ…小さじ1
おろしにんにく…小さじ1/3

作り方

材料をすべてまぜ合わせる（MEMO＊3）。

MEMO
（＊1）ねり白ごまでも。
（＊2）ラカントSでも。
（＊3）仕上げにいりごまを振っても。

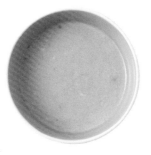

まろやかコクうま！
クリーミーナッツドレッシング

材料（作りやすい分量）

ミックスナッツ（刻む）…大さじ1
プレーンヨーグルト（無糖・無脂肪）…大さじ1
豆乳（無調整）…大さじ1 1/2
しょうゆ…小さじ1 1/2
砂糖（てんさい糖）…小さじ1/2（MEMO＊1）
ねり白ごま…大さじ1

作り方

材料をすべてまぜ合わせる（MEMO＊2）。

MEMO
（＊1）ラカントSでも。
（＊2）仕上げに刻んだナッツを振っても。

マヨ不使用でこの満足度
みそマヨ風ドレッシング

材料（作りやすい分量）

プレーンヨーグルト（無糖・無脂肪）…大さじ2
豆乳（無調整）…大さじ1
みそ…小さじ1
砂糖（てんさい糖）…小さじ1（MEMO＊1）
おろしにんにく…小さじ1/3

MEMO
（＊1）ラカントSでも。
（＊2）すりごまやわさびを加えても◎。

作り方

材料をすべてまぜ合わせる（MEMO＊2）。

ツナマヨのさばバージョン
さばマヨ

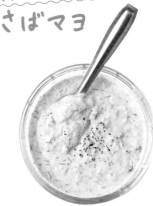

材料（作りやすい分量）

さば缶（水煮）…1缶（MEMO＊1）
A｜ギリシャヨーグルト（プレーン・無糖）
　　…100g
　｜みそ…小さじ1 1/2（MEMO＊2）
　｜砂糖（てんさい糖）…小さじ1（MEMO＊3）
あらびき黒こしょう（あれば）…適量

作り方

1 さば缶は缶汁をきり（MEMO＊4）、ボウルに入れてスプーンでこまかくほぐす。

2 **A**を加えてまぜ合わせ、あればあらびき黒こしょうを振る。

MEMO
（＊1）国産のものがおすすめ。総容量が150gだと身が少なめなので、190〜200gのものを使って。
（＊2）白みそや合わせみそがおすすめ。赤みそを使う場合は小さじ1に。　（＊3）ラカントSでも。
（＊4）缶汁はみそ汁や炊き込みごはんに利用。

卵なし！オイルなし！のヘルシーパン

オートミールと豆腐の シナモンロール

⏱ 40分

	1個分
	113kcal
糖質	22.6g
脂質	5.5g
たんぱく質	5.0g
食物繊維	3.7g
塩分	0.6g

材料（3個分）

オートミール…40g（MEMO＊1）

A
アーモンドプードル…20g（MEMO＊2）
ラカントS…15g（MEMO＊3）
ベーキングパウダー…5g
サイリウム（オオバコ）…5g
塩…ひとつまみ

B
絹ごし豆腐…100g
酢…2g

C
シナモンパウダー…5g
ラカントS…20g（MEMO＊3）
熱湯…15g

粉砂糖…適量

●準備

オーブンを200度に予熱する。
Cはまぜ合わせておく。

MEMO

（＊1）粒が小さめのインスタントオーツやクイックオーツを使用。 （＊2）米粉、小麦粉、大豆粉を使用してもOK。おからパウダーで代用する場合は10gにし、水10〜20gを追加。 （＊3）てんさい糖などの砂糖でも。 （＊4）おからパウダーを使った場合、パサついてまとまりにくいこともあるので、様子を見ながら水を加える。（＊5）焼きたてはやわらかいが、冷めるとさっくりする。

作り方

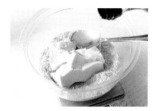

1 ボウルにオートミール、**A**を入れてスプーンでよくまぜ、**B**を加える。

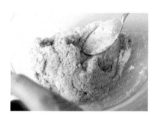

2 豆腐をつぶしながらこねるように、粉っぽさがなくなって、まとまってくるまでまぜ合わせる（MEMO＊4）。

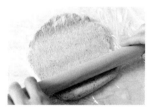

3 ラップにのせ、上からもラップをかぶせて、めん棒で5mm〜1cm厚さに四角くのばす。

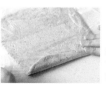

POINT

端を少し折り返して直線にし、きれいな四角形に。

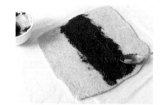

4 まん中に、合わせた**C**の半量を縦長にぬり、両サイドの生地を順に折り重ねて三つ折りにする。

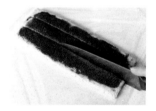

5 残りの**C**を全面にぬり、包丁またはスケッパーなどでラップを切らないように注意しながら、縦に3等分に切る。

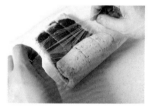

6 ラップを持ち上げながら、手前からきっちり巻く。ラップをはずし、切れ目から3つに分けて形をととのえ、オーブンシートを敷いた天板に切り口を上にして並べる。200度のオーブンで25分焼く（MEMO＊5）。あら熱をとり、粉砂糖を振る。

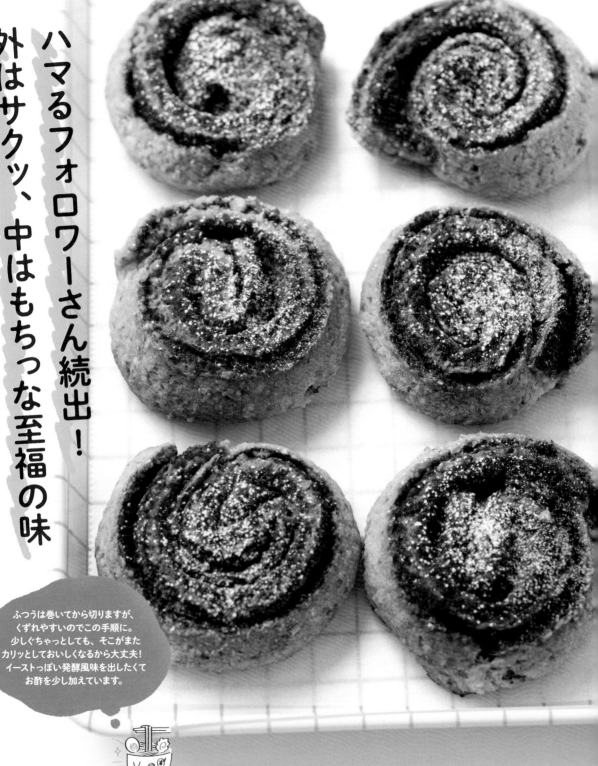

ハマるフォロワーさん続出！
外はサクッ、中はもちっな至福の味

ふつうは巻いてから切りますが、
くずれやすいのでこの手順に。
少しぐちゃっとしても、そこがまた
カリッとしておいしくなるから大丈夫！
イーストっぽい発酵風味を出したくて
お酢を少し加えています。

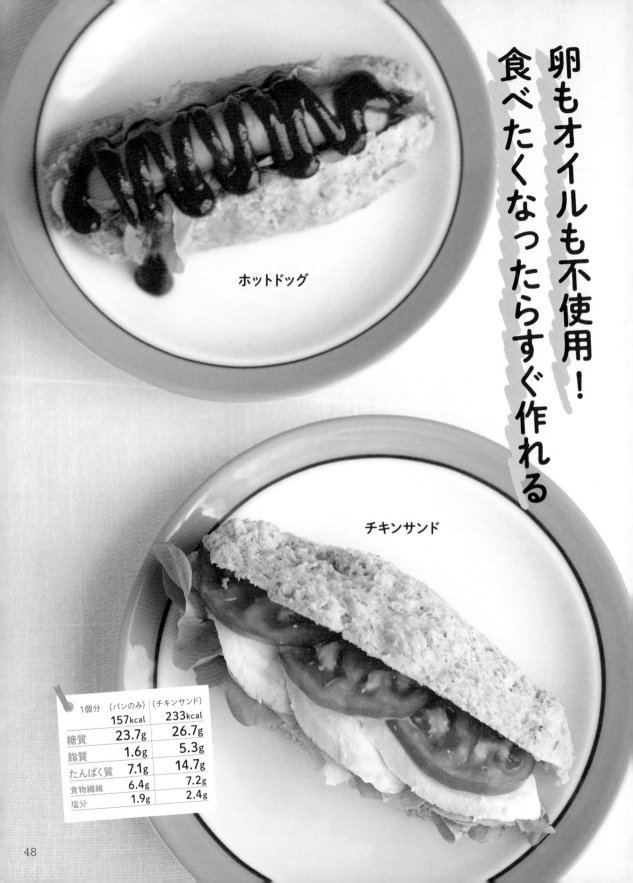

卵もオイルも不使用！
食べたくなったらすぐ作れる

ホットドッグ

チキンサンド

1個分	（パンのみ）	（チキンサンド）
	157kcal	233kcal
糖質	23.7g	26.7g
脂質	1.6g	5.3g
たんぱく質	7.1g	14.7g
食物繊維	6.4g	7.2g
塩分	1.9g	2.4g

手を汚さず、洗いものも少なく、最速で作れることにこだわったレシピ。素朴な味なので、おかず系の具がよく合います。チーズをのせて焼くとサイコーにおいしい！

オートミール コッペパン

レンジ加熱3分で即席もっちり

6分

材料 （1個分）

オートミール… 25g（MEMO＊1）

A おからパウダー（超微粉）… 8g
　　砂糖（てんさい糖）… 5g（MEMO＊2）
　　ベーキングパウダー… 4g
　　塩… ひとつまみ

B プレーンヨーグルト（無糖・無脂肪）
　　　… 40g
　　水… 20g

作り方

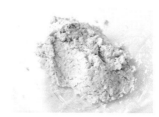

1 ボウルにオートミール、**A**を入れてスプーンでよくまぜる。**B**を加え、スプーンの背でこねるように、粉っぽさがなくなるまでまぜ合わせる。

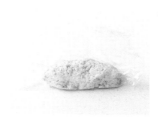

2 ラップにのせ、二つ折りにし、ラップの上からだ円形にまとめて形をととのえる。

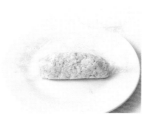

3 ラップの両端をくっつけてとめ、耐熱皿にのせ、電子レンジ（600W）で1分30秒加熱する（MEMO＊3）。

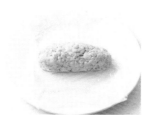

4 ラップを広げ、電子レンジでさらに1分30秒加熱する。キッチンペーパーにのせてあら熱をとる。

＼ホットドッグや／ チキンサンドに！

コッペパンに縦に切り込みを入れ、レタスとソーセージをはさんでトマトケチャップをかければ、ホットドッグに。厚みに切り込みを入れ、レタス、サラダチキン（p.90参照）、トマトをはさめば、チキンサンドに。

MEMO （＊1）粒が小さめのインスタントオーツやクイックオーツを使用。　（＊2）ラカントSでも。　（＊3）加熱するとホワ〜ッとふくらむ。

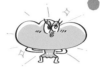

オートミールの ラップサンド

オートミールの香ばしさが野菜にぴったり

> 具をぎっしり巻いても
> かなり低カロリーなので、
> 2枚分食べちゃってもぜんぜんOK!
> 片手でサクッと食べられて、
> 見た目もかわいいので
> おべんとうにぴったりです。

(20分)

(材料)(25×20cm1枚分)

オートミール…25g(MEMO＊1)

A おからパウダー(超微粉)…5g
　　砂糖(てんさい糖)
　　　…5g(MEMO＊2)
　　サイリウム(オオバコ)…1g
　　塩…ひとつまみ

ミートソース、スライスチーズ、
　ミニトマト(くし形切り)、
　レタスなど好みの具材…各適量
マヨネーズ…適量

(作り方)

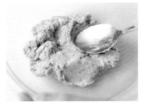

1
ボウルにオートミール、**A**を入れてスプーンでまぜ合わせ、水50gを加え、スプーンの背でこねるようにして、まとまってくるまですりまぜる。

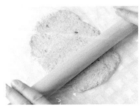

2
クッキングシートにのせ、ラップをかぶせてめん棒で長方形に薄くのばす。

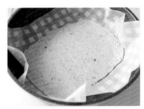

3
ラップをはずし、クッキングシートごとフライパンに入れ、弱めの中火で4〜5分焼く。

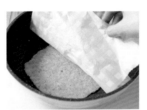

4
表面が乾いてきたらシートごとひっくり返し、シートをはずして薄く焼き色がつくまでさらに2〜3分焼く(MEMO＊3)。あら熱をとってラップにのせ、レタス、スライスチーズ、ミートソース、ミニトマトなどをのせて(MEMO＊4)ラップを持ち上げながら手前からギュッと巻く(MEMO＊5)。10分ほどおき、食べやすく切ってラップをはずし、器に盛る。

―＼おべんとうにも!／―

持ち運びしやすく食べやすく、栄養バランスも◎なので、おべんとうにもおすすめです。

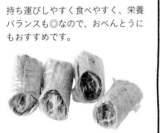

MEMO (＊1)粒が小さめのインスタントオーツやクイックオーツを使用。　(＊2)ラカントSでも。　(＊3)焼きすぎるとパリッとして割れやすくなるので、焼きすぎ注意。　(＊4)p.51下の写真の左はレタス、ハム、スライスチーズ、トマト、マヨネーズを巻いたもの。ほかにキャベツ、きゅうり、サラダチキン、キーマカレー、きんぴらごぼうなどお好みで。　(＊5)ラップを使って巻くと生地が破れにくい。

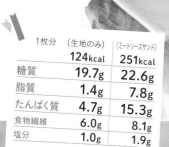

1枚分	（生地のみ）	（ミートソースサンド）
	124kcal	251kcal
糖質	19.7g	22.6g
脂質	1.4g	7.8g
たんぱく質	4.7g	15.3g
食物繊維	6.0g	8.1g
塩分	1.0g	1.9g

腹もちバッチリ！
見た目も映えるから
おべんとうにも♪

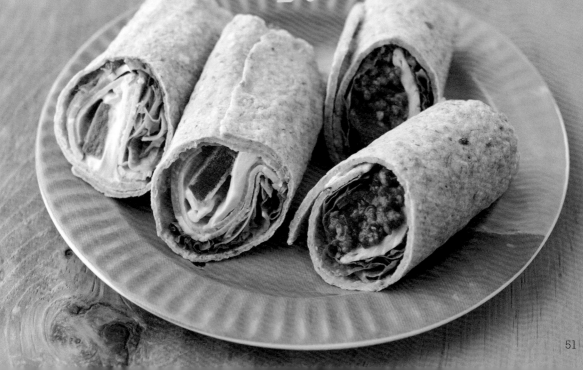

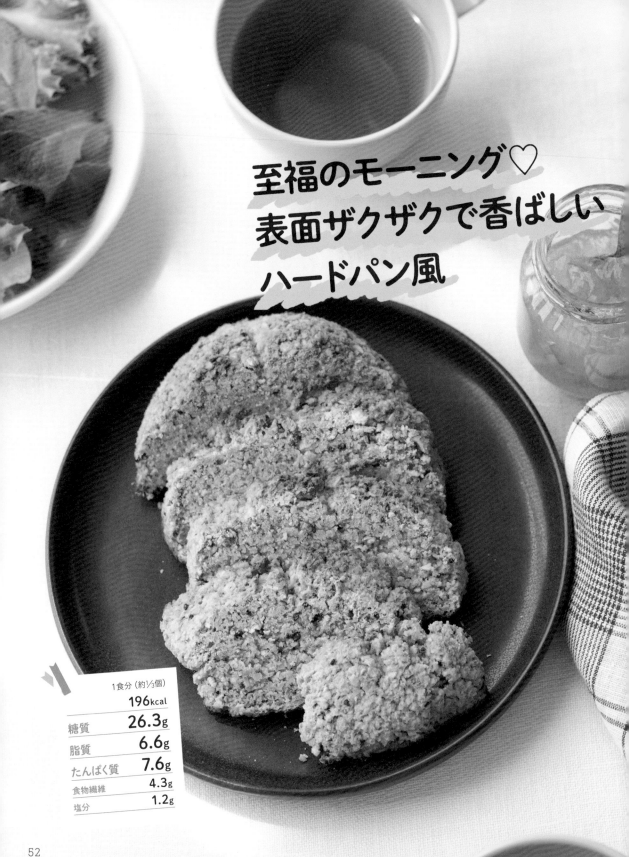

至福のモーニング♡
表面ザクザクで香ばしい
ハードパン風

1食分（約⅓個）	
196kcal	
糖質	**26.3g**
脂質	**6.6g**
たんぱく質	**7.6g**
食物繊維	4.3g
塩分	1.2g

発酵不要！ザクッとした素朴な食感

オートミールの ソーダブレッド

40分

材料 （直径12〜13cm1個分）

オートミール… 100g（MEMO＊1）

A
- アーモンドプードル… 20g
- ベーキングパウダー… 7g
- 砂糖（てんさい糖）… 10g（MEMO＊2）
- いり黒ごま… 大さじ1（MEMO＊3）

B
- プレーンヨーグルト（無糖・無脂肪）… 90g
- 水… 20g

●準備

オーブンを180度に予熱する。

卵もオイルも使わず、
発酵不要で手軽に作れるヘルシーパン。
レーズンやチョコチップで、甘い系にも
アレンジ可。スライスしてトーストすると
サクサクしてさらにおいしい！
バターやはちみつ、ココナッツオイルを
つけて食べても♡

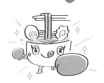

作り方

1

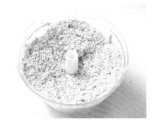

オートミールはフードプロセッサーで粉状にする。

2

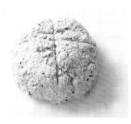

ボウルに**1**、**A**を入れて（MEMO＊4）スプーンでまぜ、**B**を加え、スプーンの背でこねるようにまぜ合わせる。クッキングシートにとり出して丸く形をととのえ、十文字に切り目を入れる。

3

シートごと天板にのせ、180度のオーブンで30分焼く。あら熱をとり、食べやすく切る。

MEMO （＊1）粒が小さめのインスタントオーツやクイックオーツを使用。 （＊2）ラカントSでも。 （＊3）なくてもOK。
（＊4）ナッツ、レーズン、チョコチップ、クリームチーズなどを加えても。

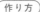

オートミールの ガレット

お好みの具材でアレンジして作ってね!!

12分

（材料）(1人分)

オートミール…30g(MEMO＊1)

卵(卵白と卵黄に分ける)…1個

A | 砂糖(てんさい糖)…4g(MEMO＊2)
| 塩…ひとつまみ
| 水…50g

米油…少々(MEMO＊3)

B | サラダチキン(一口大に切る)
| …50g(p.90参照)
| ブロッコリー(小房に分けてレンジ加熱)
| …40g(MEMO＊4)
| ミニトマト(くし形切り)…3個
| ピザ用チーズ…20〜30g

> 卵やチーズ、野菜もたっぷり!
> おしゃれでおいしいガレットの
> オートミールバージョンです。
> 生地には卵白をまぜ、
> トッピングに卵黄を使用。
> めちゃ簡単でおいしいので、
> ぜひ作ってみて。

（作り方）

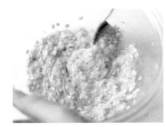

1
ボウルにオートミール、卵白、**A**を入れ、スプーンでよくまぜ合わせる。

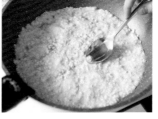

2
フライパン(直径26cm)に米油を薄く引き、**1**を入れ、スプーンの背でフライパンいっぱいに薄くのばす。弱めの中火にかけ、表面が乾くまで3〜4分焼く。

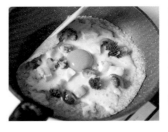

3
Bをまんべんなく散らし(MEMO＊5)、卵黄をのせ、ふたをしてチーズがとけるまで焼く。フライ返しなどで四方を内側に折り、器に盛る。

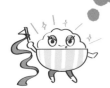

MEMO (＊1)粒が小さめのインスタントオーツやクイックオーツを使用。 (＊2)ラカントSでも。 (＊3)オリーブオイルなど好みのオイルでも。 (＊4)600Wで1分加熱。 (＊5)ベーコン、ソーセージ、ミートソース、キーマカレー、ほうれんそう、アスパラガス、アボカド、生ハムなどでも。加熱が必要な肉類や野菜は、電子レンジなどで加熱してからのせる。

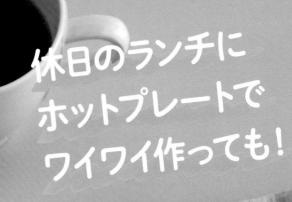

1人分	（生地のみ）	（生地＋具）
	154kcal	367kcal
糖質	21.7g	25.2g
脂質	3.7g	17.0g
たんぱく質	7.9g	29.9g
食物繊維	3.1g	5.6g
塩分	1.2g	2.5g

休日のランチに
ホットプレートで
ワイワイ作っても！

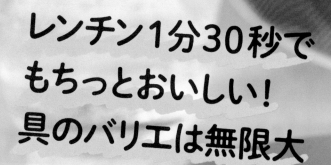

レンチン1分30秒で
もちっとおいしい！
具のバリエは無限大

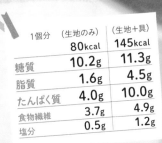

1個分	（生地のみ）80kcal	（生地＋具）145kcal
糖質	10.2g	11.3g
脂質	1.6g	4.5g
たんぱく質	4.0g	10.0g
食物繊維	3.7g	4.9g
塩分	0.5g	1.2g

スイーツ系からおかず系まで作れる

オートミールと豆腐の ブリトー

8分

材料 (2個分)

オートミール… 25g(MEMO＊1)

A | おからパウダー (超微粉)… 7g
 | 砂糖 (てんさい糖)… 5g(MEMO＊2)
 | サイリウム (オオバコ)… 1g
 | 塩…ひとつまみ

B | 絹ごし豆腐… 50g
 | 水… 20g

ミートソース、ピザ用チーズ…各適量

のばして、包んで、レンチンで完成！
ミートソースやキーマカレーなど
水分の多いものを入れると、
加熱したとき具がはみ出しちゃうことも
ありますが、ご愛嬌〜（笑）。
具を冷やしておくと防げます。

作り方

1

ボウルにオートミール、**A**を入れ、スプーンでまぜ合わせる。**B**を加え、スプーンの背で豆腐をすりつぶしながら、こねるようにまぜ合わせる(MEMO＊3)。

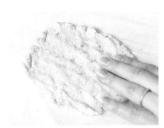

2

2等分してそれぞれラップにのせ、水でぬらした手で薄くのばす。

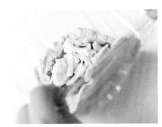

3

奥側半分にミートソース、ピザ用チーズをのせ(MEMO＊4)、手前からラップを持ち上げて二つ折りにする。

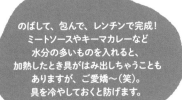

4

生地の端をラップの上から軽く押さえてとじる。もう1個も同様に作る。ラップにはさんだまま1個を耐熱皿にのせ、電子レンジ (600W) で1分加熱する。上面のラップをはずし、さらに30秒加熱する(MEMO＊5)。もう1個も同様に加熱する。

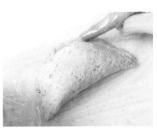

MEMO （＊1）粒が小さめのインスタントオーツやクイックオーツを使用。 （＊2）ラカントSでも。 （＊3）手でこねてもOK。 （＊4）キーマカレー、ハム、きんぴらごぼう、肉じゃが、すき焼き、粒あんやこしあんなどでも。 （＊5）加熱直後はかなり熱いのでヤケドに注意。できたてはアツアツでやわらかいので、ナイフとフォークで食べて。

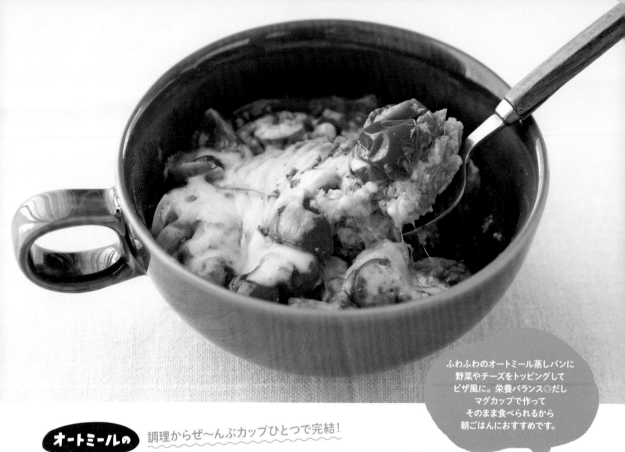

ふわふわのオートミール蒸しパンに
野菜やチーズをトッピングして
ピザ風に。栄養バランス◎だし
マグカップで作って
そのまま食べられるから
朝ごはんにおすすめです。

オートミールの

調理からぜ〜んぶカップひとつで完結！

レンチンカップピザ

6分

（材料）（1人分）

オートミール … 20g（MEMO＊1）

A おからパウダー（超微粉）… 10g
砂糖（てんさい糖）… 10g（MEMO＊2）
ベーキングパウダー … 3g
塩 … ひとつまみ

B 卵 … 1個
プレーンヨーグルト（無糖・無脂肪）… 50g
水 … 20g

C ソーセージ（小口切り）… 1本
玉ねぎ（1cm角に切る）… ¼個
ピーマン（細切り）… 1個
ミニトマト（くし形切り）… 4個

トマトケチャップ … 適量

ピザ用チーズ … 20g

パセリのみじん切り（あれば）… 適量

（作り方）

1 耐熱のマグカップ（直径15cm）にオートミール、**A**を入れてスプーンでまぜ、**B**を加え、スプーンの背でこねるようにまぜ合わせる。

2 表面を平らにし、**C**をのせ、ラップをふんわりかけ（またはレンジ加熱用のふたをずらしてのせ）、電子レンジ（600W）で1分30秒加熱する。

3 いったんとり出し、ケチャップをかけてピザ用チーズを散らし、**2**と同様にラップをかけて電子レンジで、チーズがとけるまで1分30秒〜2分加熱する。あればパセリを振る。

1人分	
	429kcal
糖質	37.9g
脂質	18.8g
たんぱく質	22.7g
食物繊維	9.6g
塩分	3.6g

▶ **MEMO** （＊1）粒が小さめのインスタントオーツやクイックオーツを使用。 （＊2）ラカントSでも。

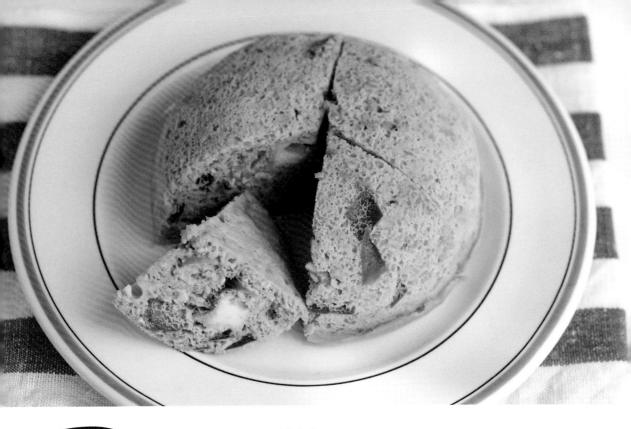

具とケチャップを生地にまぜ込んで

オートミールの ピザ風蒸しパン

⏱ 8分

材料 (直径12cm茶わん1個分)

オートミール… 20g(MEMO＊1)

A ソーセージ (小口切り)… 1本
　　玉ねぎ (1cm角に切る)… ¼個
　　ピーマン (1cm角に切る)… ½個
　　赤パプリカ (1cm角に切る)… ⅙個

B おからパウダー (超微粉)… 10g
　　砂糖 (てんさい糖)… 5g(MEMO＊2)
　　ベーキングパウダー… 3g

C プレーンヨーグルト (無糖・無脂肪)… 50g
　　トマトケチャップ… 25g
　　卵… 1個

プロセスチーズ (1cm角に切る)… 10g

作り方

1 耐熱ボウルに**A**を入れ、ラップをふんわりかけ (またはレンジ加熱用のふたをずらしてのせ)、電子レンジ (600W) で1分加熱する。

2 耐熱の茶わんにオートミール、**B**を入れてスプーンでまぜ、**C**を加えてよくまぜ合わせる。

3 **1**、チーズを加えて軽くまぜ、**1**と同様にラップをかけて電子レンジで3分30秒加熱する。キッチンペーパーにとり出してあら熱をとり、食べやすく切って器に盛る (MEMO＊3)。

	1個分
	378kcal
糖質	**33.5g**
脂質	**16.2g**
たんぱく質	**20.3g**
食物繊維	**8.8g**
塩分	**2.3g**

MEMO (＊1)粒が小さめのインスタントオーツやクイックオーツを使用。　(＊2)ラカントSでも。　(＊3)すぐに食べない場合は、あら熱がとれたらラップで包んで保存して。

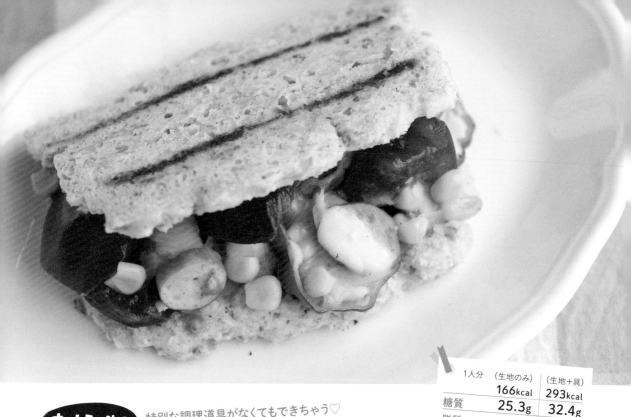

1人分	（生地のみ）	（生地＋具）
	166kcal	293kcal
糖質	25.3g	32.4g
脂質	1.6g	10.4g
たんぱく質	8.4g	13.9g
食物繊維	6.0g	7.4g
塩分	1.6g	2.7g

特別な調理道具がなくてもできちゃう♡

オートミールの ホットサンド

⏱ 15分

（材料）（1人分）

オートミール…25g（MEMO＊1）

A おからパウダー（超微粉）…7g
砂糖（てんさい糖）…5g（MEMO＊2）
塩…ひとつまみ
ベーキングパウダー…3g

プレーンヨーグルト（無糖・無脂肪）
…80g

B ソーセージ（小口切り）…1本
ピーマン（輪切り）…⅓個
ミニトマト（くし形切り）…2個
ホールコーン…大さじ1
ピザ用チーズ…適量

トマトケチャップ…適量

（作り方）

1 ボウルにオートミール、**A**を入れてスプーンでまぜ、ヨーグルトを加え、全体がしっとりするまでまぜ合わせる。

2 耐熱皿にクッキングシートを敷き、**1**をのせ、スプーンの背で1cmの厚さの長方形にのばす。ラップはかけずに電子レンジ（600W）で3分加熱する。

3 真ん中に横に1本切り込みを入れ（MEMO＊3）、クッキングシートにのせたままオーブントースターで、焼き色がつくまで4〜5分焼く。いったんとり出し、手前側半分に**B**をのせ（MEMO＊4）、残りの半分にケチャップをかけ、オーブントースターで、チーズがとけるまで3〜4分焼く。半分に折って器に盛る。

＼ POINT ／

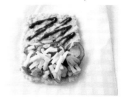

カリッと仕上げるために、生地だけをトーストしてから具をのせます。

MEMO （＊1）粒が小さめのインスタントオーツやクイックオーツがおすすめ。 （＊2）ラカントSでも。 （＊3）半分に折りやすくするため。 （＊4）サラダチキン、照り焼きチキン、ツナ、ベーコン、ミートソース、玉ねぎなどでも。熱が通りにくいものをのせるときは、あらかじめ電子レンジなどで加熱しておく。

オートミールの

ラピュタパン

ジャンクメニューがヘルシーに昇華！

（10分）

（材料）(1人分)

オートミール… 30g (MEMO＊1)

A おからパウダー (超微粉)… 7g
砂糖 (てんさい糖)… 3g (MEMO＊2)
塩…ひとつまみ
ベーキングパウダー…3g

B プレーンヨーグルト
（無糖・無脂肪）… 30g
水… 10〜20g

卵… 1個

ピザ用チーズ… 20g

トマトケチャップ…適量 (MEMO＊3)

	1人分
	284kcal
糖質	**17.3g**
脂質	**15.3g**
たんぱく質	**17.0g**
食物繊維	4.3g
塩分	2.6g

（作り方）

1 ボウルにオートミール、**A**を入れてスプーンでまぜ、**B**を加え (MEMO＊4)、スプーンの背でこねるようにまぜ合わせる。

2 クッキングシートに**1**をのせ、スプーンの背で10×10㎝くらいに四角くのばす (MEMO＊5)。シートごと耐熱皿にのせ、ラップはかけずに電子レンジ (600W) で1分30秒加熱する。

3 いったんとり出し、軽く形をととのえる。ケチャップを塗り、ピザ用チーズで土手を作って真ん中を少しくぼませ、卵をのせる (MEMO＊6)。卵黄にようじで2〜3カ所穴をあけ、ラップはかけずに電子レンジで1分加熱する。

4 シートごとオーブントースターに入れ、焼き色がついて卵が好みの状態になるまで3〜4分焼く (MEMO＊7)。

＼POINT／

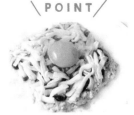

まずレンジ加熱することで、トースト時間を短縮。レンジ加熱前に必ず卵黄に穴をあけて！ 忘れると卵が破裂してレンジ内が大変なことに……。

MEMO

(＊1) 粒が小さめのインスタントオーツやクイックオーツがおすすめ。
(＊2) ラカントSでも。 (＊3) マヨネーズでも。 (＊4) 水はまず10g入れてまぜてみて、粉っぽいようなら10g追加する。 (＊5) スプーンに油を塗っておくと、くっつきにくくのばしやすい。 (＊6) 卵とチーズのかわりにハムやベーコン、ミートソース、キーマカレーなどをのせてもおいしい。
(＊7) 電子レンジだけで仕上げたい場合 (サクッとした食感にはならない)、ラップなしで2〜3分加熱。卵が好みの状態になればOK。

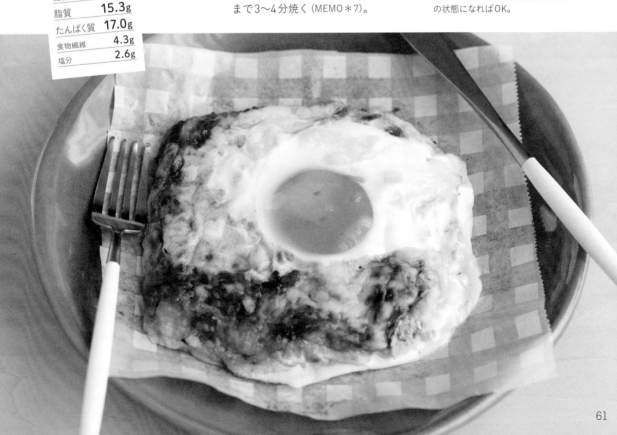

61

オートミールと豆腐の
チーズナン

大人気レシピのアレンジバージョン！

 13分

材料 （1人分）

オートミール… 20g（MEMO＊1）
絹ごし豆腐… 80g（MEMO＊2）
A おからパウダー（超微粉）… 7g
　　砂糖（てんさい糖）… 5g（MEMO＊3）
　　ベーキングパウダー… 3g
　　サイリウム（オオバコ）… 2g（MEMO＊4）
　　塩…ひとつまみ
ピザ用チーズ…ひとつかみ

作り方

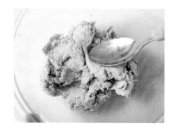

1
ボウルにオートミール、**A**を入れてスプーンでまぜ、豆腐を加え、スプーンの背でこねるようにまぜ合わせる。

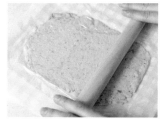

2
クッキングシートに**1**をのせ、ラップをかぶせ、めん棒で薄いだ円形にのばす。

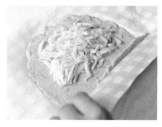

3
ラップをはずし、生地の奥側半分にピザ用チーズをのせ、手前側の生地をシートごと持ち上げて半分に折り、生地の端を押さえてとじる。

4
シートごとフライパンに入れ、ふたはせず、弱めの中火で5分ほど焼く。焼き色がついたらシートごとひっくり返し、シートをはずして焼き色がつくまでさらに3〜4分焼く。

前著『ヤセる欲望系おやつ』で
おからのチーズナンを紹介していますが、
そちらは、ふわ＆もち。
こちらは、カリ＆もち。
どちらもおいしいので、
食べくらべてみて！

MEMO （＊1）粒が小さめのインスタントオーツやクイックオーツを使用。　（＊2）水分の多い豆腐だと生地がゆるくなるので、様子を見ながら豆腐の量を調整する。　（＊3）ラカントSでも。　（＊4）かたくり粉10gと油（米油など）2gでもOK。サイリウムだともっちり感が、かたくり粉だとカリッと感が強くなる。かたくり粉の生地は破れやすいので慎重に！

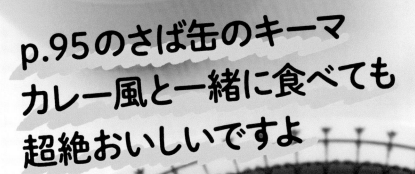

p.95のさば缶のキーマ
カレー風と一緒に食べても
超絶おいしいですよ

	1人分
	194kcal
糖質	18.7g
脂質	6.5g
たんぱく質	11.0g
食物繊維	8.0g
塩分	1.8g

カリッと香ばしく焼いて
朝ごはんにも、おやつにも◎

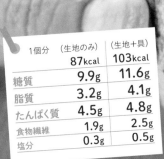

1個分	（生地のみ）	（生地＋具）
	87kcal	103kcal
糖質	9.9g	11.6g
脂質	3.2g	4.1g
たんぱく質	4.5g	4.8g
食物繊維	1.9g	2.5g
塩分	0.3g	0.5g

オートミールと豆腐の お焼き

(18分)

（材料）（3個分）

オートミール… 40g（MEMO＊1）

絹ごし豆腐… 150g

A 　砂糖（てんさい糖）… 5g（MEMO＊2）
　　塩…ひとつまみ

きんぴらごぼう… 60g（MEMO＊3）

米油… 少々（MEMO＊4）

おかずを包んで、フライパンで焼いて、素朴なお焼きができました。ちょっと疲れているときになんだか食べたくなる味です。あんことかチョコとか、甘いものを包んでもおいしいです。

MEMO

（＊1）粒が小さめのインスタントオーツやクイックオーツを使用。　（＊2）ラカントSでも。
（＊3）肉じゃが、すき焼き、野沢菜漬け、ミートソース、キーマカレー、粒あん、チーズ、チョコ＆バナナなどでも。
（＊4）オリーブオイルなど好みのオイルでも。
（＊5）もちのような粘りけが出ればOK。

（作り方）

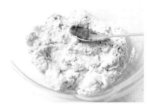

1
ボウルに豆腐を入れ、スプーンの背でできるだけなめらかにつぶす。オートミール、**A**を加えてまぜ合わせ、ラップをふんわりかけ（またはレンジ加熱用のふたをずらしてのせ）、電子レンジ（600W）で3分加熱する。スプーンの背ですりまぜるようにしてこね（MEMO＊5）、冷ます。

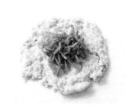

2
3等分してそれぞれラップにのせ、水でぬらした手で薄くのばし、きんぴらごぼうを1/3量ずつのせる。

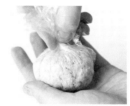

3
ラップで包んで丸める。残りも同様にする。

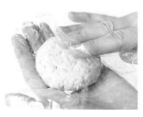

4
少しつぶして平たい円形にし、ラップの上から軽く押さえて形をととのえ、ラップをはずす。

5
フライパンを弱めの中火で熱して米油を薄く引き、**4**を並べ入れ、焼き色がつくまで4〜5分焼く。ひっくり返し、同様に3〜4分焼く。

オートミールと豆腐の もんじゃ焼き風

(10分)

(材料)(1人分)

オートミール… 20g(MEMO＊1)

絹ごし豆腐… 150g

A | 砂糖(てんさい糖)…小さじ1(MEMO＊2)
　　| みそ…大さじ½(MEMO＊3)
　　| 顆粒和風だし…小さじ1

B | キャベツ(せん切り)…ひとつかみ
　　| 桜えび…大さじ2

ピザ用チーズ…ひとつかみ

米油…少々(MEMO＊4)

細ねぎ(小口切り)…適量

ある日、自分用のお昼ごはんを
テキトーに作っていたら、
これ、もんじゃでは!? と誕生したレシピ。
実は本物を食べたことがないので、
ちょっと不安だったのですが、
もんじゃツウのフォロワーさんから
「これは、もんじゃだ！」との感想が。

(作り方)

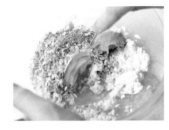

1
ボウルに豆腐を入れ、スプーンの背でできるだけなめらかにつぶす。オートミール、**A**を加えてまぜ合わせ、**B**を加えて(MEMO＊5)よくまぜる。ラップをふんわりかけ(または レンジ加熱用のふたをずらしてのせ)、電子レンジ(600W)で3分加熱する。

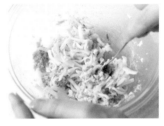

2
ピザ用チーズを加え、まぜ合わせる。

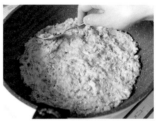

3
フライパン(直径27cm)に米油を薄く引き、**2**を入れて、スプーンの背でフライパンいっぱいに薄くのばす。火にかけ、下の面に焼き色がつくまで4～5分焼き、細ねぎをのせる。

MEMO (＊1)粒が小さめのインスタントオーツやクイックオーツを使用。 (＊2)ラカントSでも。 (＊3)からし明太子やキムチを入れるときは、みその量を減らす。 (＊4)オリーブオイルなど好みのオイルでも。 (＊5)紅しょうがやツナ缶を加えてもおいしい。

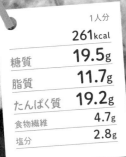

	1人分
	261kcal
糖質	19.5g
脂質	11.7g
たんぱく質	19.2g
食物繊維	4.7g
塩分	2.8g

とにかく簡単！
おひとりさまでも
楽しめます♪

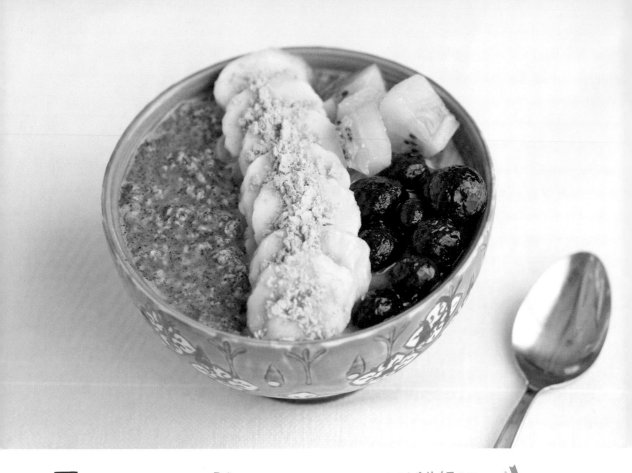

黒ごまきな粉の
オーバーナイトオーツ

夜仕込んで朝食べるひんやりメニュー

冷やすまで
3分

	1人分
	375kcal
糖質	58.2g
脂質	16.0g
たんぱく質	10.9g
食物繊維	12.8g
塩分	0.8g

材料 (1人分)

オートミール…30g (MEMO＊1)

A アーモンドミルク…150g (MEMO＊2)
ねり黒ごま…10〜15g
砂糖 (てんさい糖)…15g (MEMO＊3)

B バナナ (輪切り)…½本 (MEMO＊4)
ブルーベリー (冷凍)…30g
キウイ (1cm厚さのいちょう切り)…1個

きな粉…小さじ1

作り方

1 器にオートミール、**A**を入れてまぜ合わせ、ラップをかけて冷蔵室で一晩おく (MEMO＊5)。

2 スプーンで全体をぐるっとまぜ、**B**をのせ、きな粉を振る。

実は私、オーバーナイトオーツが苦手だったのですが……。大好きな黒ごまをまぜたら、好みの味に♡ 気に入りすぎて最近、毎朝食べています。腹もちがいいから昼までおなかがすかずにビックリ。ハマるフォロワーさん続出!

MEMO

(＊1) 粒が小さめのインスタントオーツやクイックオーツを使用。 (＊2) 豆乳、牛乳でも。 (＊3) ラカントSでも。 (＊4) トッピングは好みのものでOK。いちごやあんでも◎。 (＊5) 4時間以上おけば食べられる。

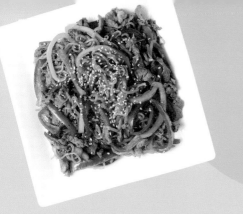

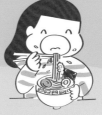

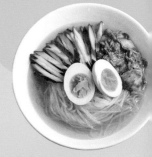

PART 3

リモートランチ、休日にもウレシイ

しらたき 糖質ゼロめん 豆腐めんで作る

満腹系
低カロリーめん

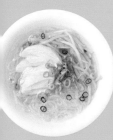

市販のダイエットめんは有効活用しないともったいない！
クリームソースのパスタやラーメンなど、
ダイエット中は避けたいメニューも大盛り食べられちゃう。
不足しがちな食物繊維も、野菜もたっぷり！
糖質控えめなので、おかずの一品として

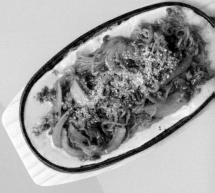

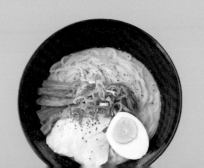

しらたきの

超低糖質なのにリッチなおいしさ

きのこクリームパスタ風

10分

（材料）（1人分）

しらたき… 200g

A 豆乳（無調整）… 100g
固形コンソメ（砕く）… 1個
おろしにんにく… 小さじ½

ピザ用チーズ… 30g

玉ねぎ（薄切り）… ¼個

しめじ（ほぐす）… ½パック（MEMO＊1）

オリーブオイル… 小さじ1

塩、こしょう… 各適量

あらびき黒こしょう… 少々

> ソースには豆乳、具にはきのこで、
> クリーミーなのに低カロリー＆低脂質。
> 糖質ゼロめんや低糖質パスタで作っても
> もちろんOKですが、しらたきは安くて
> 食物繊維も豊富で腹もちもバツグン。
> こればっかりだと糖質が不足するので、
> ほかの食事で糖質をとってくださいね。

（作り方）

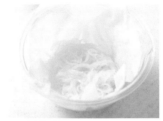

1 耐熱ボウルにキッチンペーパーを敷き、しらたきを水けをきって入れる。ラップはかけずに電子レンジ（600W）で5分加熱する。ざるにあけて水けをきり、食べやすい長さに切る。

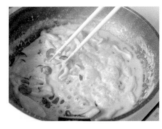

2 フライパンにオリーブオイルを熱し、玉ねぎ、しめじをいためる。しんなりしたら**A**を加え、少しとろみがつくまで煮る。ピザ用チーズを加え、まぜながらとかす。

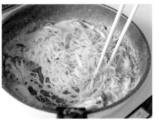

3 **1**を加えて煮ながらからめ、塩、こしょうで味をととのえる。器に盛り、こしょうを振る。

MEMO （＊1）まいたけ、エリンギなどほかのきのこでも。

70

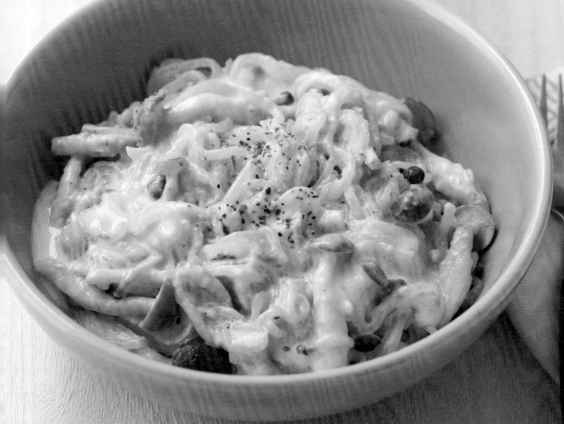

	1人分
	223kcal
糖質	**8.6**g
脂質	**14.2**g
たんぱく質	**13.2**g
食物繊維	8.8g
塩分	1.3g

ハイカロなクリームパスタも
低糖質に仕上げて食べヤセ

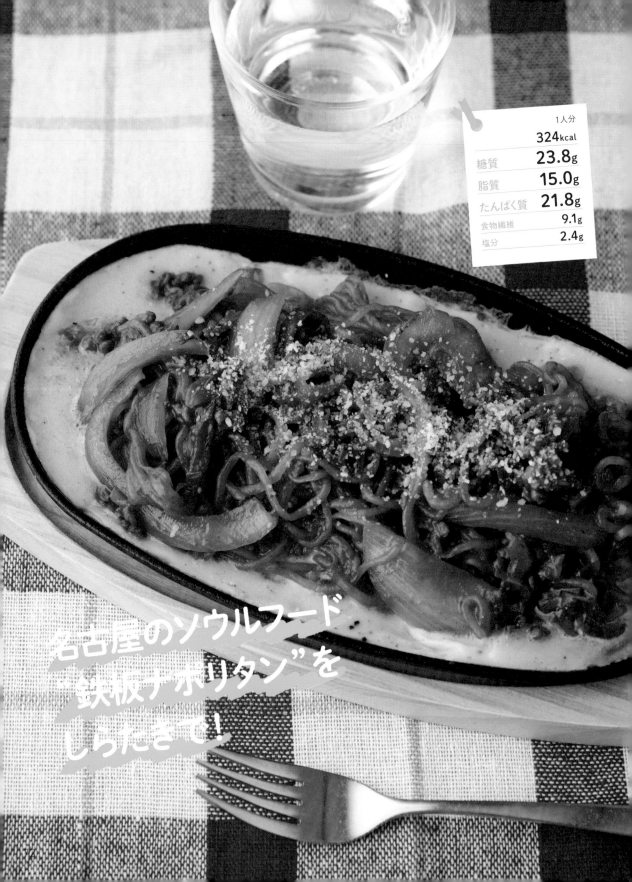

	1人分
	324kcal
糖質	23.8g
脂質	15.0g
たんぱく質	21.8g
食物繊維	9.1g
塩分	2.4g

名古屋のソウルフード
"鉄板ナポリタン"を
しらたきで!

甘めの味つけとフワトロ卵がクセになる

しらたきの 鉄板ナポリタン風

⏱ 15分

材料 (1人分)

しらたき… 200g

鶏ひき肉… 50〜80g

玉ねぎ (5mm厚さに切る)… ½個

ピーマン (細切り)… 1個

A | トマトケチャップ… 大さじ2
| オイスターソース… 大さじ½
| 砂糖 (てんさい糖)… 小さじ1 (MEMO＊1)
| 豆乳 (無調整)… 大さじ2 (MEMO＊2)

B | 卵… 1個
| 豆乳 (無調整)… 大さじ3 (MEMO＊2)

オリーブオイル… 少々

粉チーズ (好みで)… 適量

ナポリタンといえば
名古屋ではこのスタイル!
しらたきで作れば、罪悪感なく
モリモリ食べられます。具はお好みで、
ブロッコリーやアスパラもおすすめ。
お皿に盛って目玉焼きや、
スクランブルエッグをのせても◎。

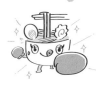

作り方

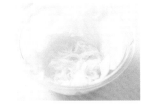

1 耐熱ボウルにキッチンペーパーを敷き、しらたきを水けをきって入れる。ラップはかけずに電子レンジ (600W) で5分加熱する。ざるにあけて水けをきり、食べやすい長さに切る。

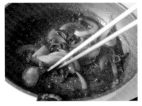

2 フライパンにオリーブオイルを熱し、ひき肉、玉ねぎ、ピーマンをいためる。野菜がしんなりしたら**A**を加え、少し煮詰める。

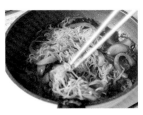

3 **1**を加え、いためながらからめる。

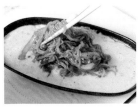

4 鉄板を熱し、**B**をまぜ合わせて流し入れ、**3**をのせる (MEMO＊3)。好みで粉チーズを振る。

MEMO （＊1）ラカントSでも。 （＊2）牛乳でも。 （＊3）鉄板がなければ、器に盛って目玉焼きやスクランブルエッグをのせたり、卵なしでもOK。

牛肉とピーマンでカラフル＆コクうま

チンジャオしらたき

15分

（材料）（2〜3人分）

しらたき…200g

A 牛薄切り肉（一口大に切る）…100g
　　ピーマン（細切り）…2個
　　赤パプリカ（細切り）…½個
　　黄パプリカ（細切り）…½個

B 鶏ガラスープのもと…小さじ½
　　しょうゆ…大さじ1½
　　砂糖（てんさい糖）…小さじ1（MEMO＊1）
　　オイスターソース…大さじ1
　　酒…大さじ1
　　おろしにんにく…小さじ½

ごま油…小さじ1
いり白ごま（あれば）…適量

人気の中華料理
チンジャオロースーに、
しらたきを加えて超低糖質の
めんレシピに。たんぱく質と
食物繊維がしっかりとれて、
野菜もたっぷり食べられる
満足度の高い一皿です。

（作り方）

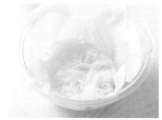

1
耐熱ボウルにキッチンペーパーを敷き、しらたきを水けをきって入れる。ラップはかけずに電子レンジ（600W）で5分加熱する。ざるにあけて水けをきり、食べやすい長さに切る。

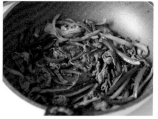

2
フライパンにごま油を熱し、**A**をいためる（MEMO＊2）。

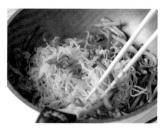

3
野菜がしんなりしたら、しらたき、**B**を加え、汁けがなくなるまでいためる。器に盛り、あればごまを振る。

MEMO （＊1）ラカントSでも。　（＊2）玉ねぎ、にんじん、しめじを加えてもおいしい。

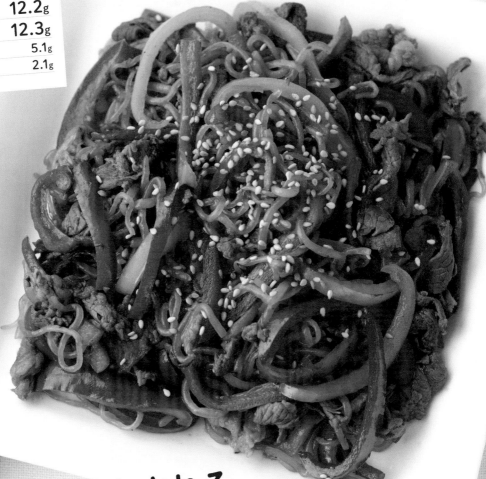

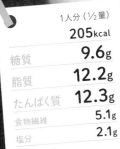

1人分（½量）	
205kcal	
糖質	**9.6**g
脂質	**12.2**g
たんぱく質	**12.3**g
食物繊維	5.1g
塩分	2.1g

食欲が満たされる
こってり中華も
ダイエット食に変身☆

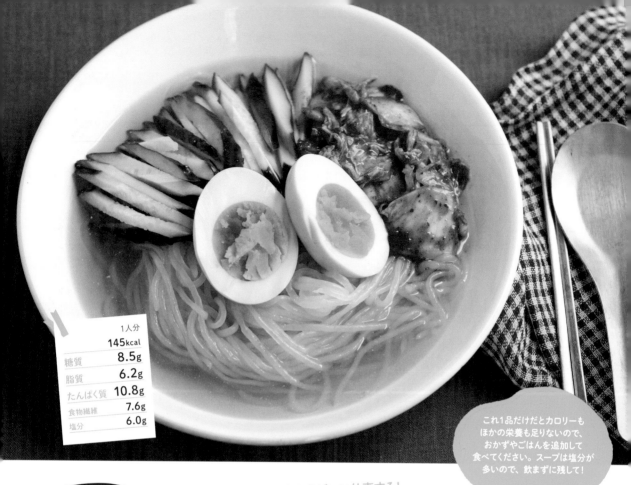

1人分	
145kcal	
糖質	8.5g
脂質	6.2g
たんぱく質	10.8g
食物繊維	7.6g
塩分	6.0g

これ1品だけだとカロリーも
ほかの栄養も足りないので、
おかずやごはんを追加して
食べてください。スープは塩分が
多いので、飲まずに残して！

しらたき 冷めん

ホンモノ顔負けの食感。しらたきがいい仕事する！

⏱ 10分

材料（1人分）

しらたき…200g（MEMO＊1）

A 鶏ガラスープのもと…小さじ2
しょうゆ…小さじ2
酢…小さじ1
砂糖（てんさい糖）…小さじ1（MEMO＊2）
水…120g

B ゆで卵（半分に切る）…1個
白菜キムチ、きゅうり（細切り）
…各適量

作り方

1 耐熱ボウルにキッチンペーパーを敷き、しらたきを水けをきって入れる。ラップはかけずに電子レンジ（600W）で5分加熱する。ざるにあけて水けをきり、食べやすい長さに切って冷ます。

2 器に**A**を入れてよくまぜ合わせ、冷蔵室で冷やす。

3 **1**を加え、**B**をのせる（MEMO＊3）。

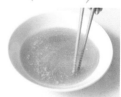

\POINT/

スープは材料をまぜるだけで完成！しらたきが冷めるまでの間、冷蔵室で冷やしておきます。

MEMO （＊1）しらたきは細めのものがおすすめ。豆腐めんで作っても。 （＊2）ラカントSでも。 （＊3）サラダチキン（p.90参照）をのせたり、いりごまを振ったりしても。

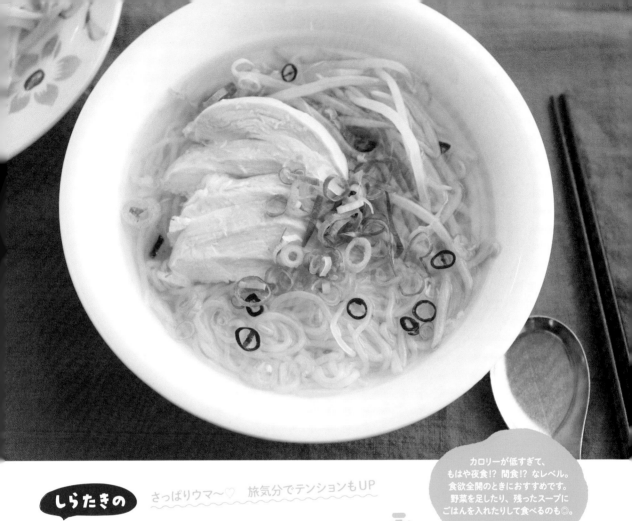

さっぱりウマ〜♡　旅気分でテンションもUP

しらたきの フォー風

⏱ 7分

カロリーが低すぎて、もはや夜食!? 間食!? なレベル。食欲全開のときにおすすめです。野菜を足したり、残ったスープにごはんを入れたりして食べるのも◎。

材料（1人分）

しらたき…200g
もやし…½袋

A | 鶏ガラスープのもと…小さじ1
　　| ナンプラー…小さじ1
　　| 湯…180g

B | サラダチキン（薄切り）…40g(p.90参照)
　　| 細ねぎ（小口切り）…適量
　　| 赤とうがらしの小口切り
　　|　（好みで）…適量

作り方

1. 耐熱ボウルにキッチンペーパーを敷き、しらたきを水けをきって入れる。ラップはかけずに電子レンジ（600W）で5分加熱する。ざるにあけて水けをきり、食べやすい長さに切る。

2. もやしは耐熱ボウルに入れ、ラップをふんわりかけ（またはレンジ加熱用のふたをずらしてのせ）、電子レンジで1分加熱する。

3. 器に**A**を入れてまぜ、**1**を加え、**2**、**B**をのせる（MEMO＊1）。

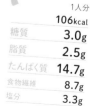

	1人分
	106kcal
糖質	3.0g
脂質	2.5g
たんぱく質	14.7g
食物繊維	8.7g
塩分	3.3g

MEMO （＊1）パクチーをのせたり、ブラックペッパーを振っても。

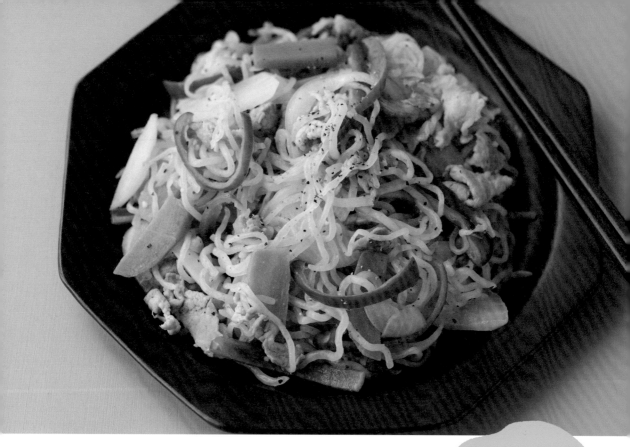

シンプルな味なのに大満足の食べごたえ

しらたきの 塩焼きそば

⏱ 10分

肉や野菜のうまみが
しらたきにからんで、
さっぱりした味つけ＆
超低糖質なのに、
おなかいっぱい、大満足。

材料（1人分）

しらたき…200g

A
豚薄切り肉（一口大に切る）…40g
玉ねぎ（薄切り）…¼個
にんじん（短冊切り）…¼個
ピーマン（細切り）…1個

B
鶏ガラスープのもと…小さじ½
塩…ふたつまみ
おろしにんにく…小さじ½

米油…少々（MEMO＊1）

あらびき黒こしょう…適量

作り方

1 耐熱ボウルにキッチンペーパーを敷き、しらたきを水けをきって入れる。ラップはかけずに電子レンジ（600W）で5分加熱する。ざるにあけて水けをきり、食べやすい長さに切る。

2 フライパンを熱して米油を薄く引き、**A**をいためる。野菜がしんなりして肉の色が変わったら**1**、**B**を加えていため合わせ、器に盛り、こしょうを振る。

	1人分
	144kcal
糖質	**8.3g**
脂質	**6.4g**
たんぱく質	**10.2g**
食物繊維	**8.6g**
塩分	**2.7g**

MEMO （＊1）オリーブオイルなど好みのオイルでも。

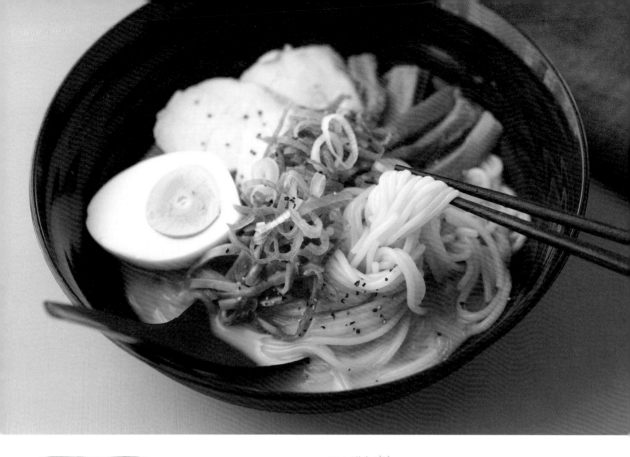

豆乳ベースでヘルシーにラーメン欲を満たす!

汁なしとんこつ風ラーメン

 5分

（材料）(1人分)

糖質ゼロめん(丸めん)…1袋(MEMO＊1)

A 鶏ガラスープのもと…小さじ1½
豆乳(無調整)…大さじ3(MEMO＊2)
オイスターソース…小さじ½
おろしにんにく…小さじ⅓
塩、こしょう…各適量

B ゆで卵…½個
サラダチキン(薄切り)…30g(p.90参照)
メンマ(味つき)…10g
紅しょうが…適量
細ねぎ(小口切り)…少々

あらびき黒こしょう(好みで)…適量

（作り方）

1 器に**A**を入れてまぜ合わせる(MEMO＊3)。

2 めんの水けをきり(MEMO＊4)、**1**に加えまぜ、スープをからめる。**B**をのせ、好みでこしょうを振る。

	1人分
	127kcal
糖質	**3.8g**
脂質	**4.9g**
たんぱく質	**14.3g**
食物繊維	**10.9g**
塩分	**3.9g**

MEMO (＊1)豆腐めんなど好みのめんでも。 (＊2)牛乳でも。 (＊3)温かくしたいときは電子レンジ(600W)で20〜30秒加熱する。 (＊4)温かくしたいときは、耐熱容器に入れて電子レンジで1分30秒加熱する。

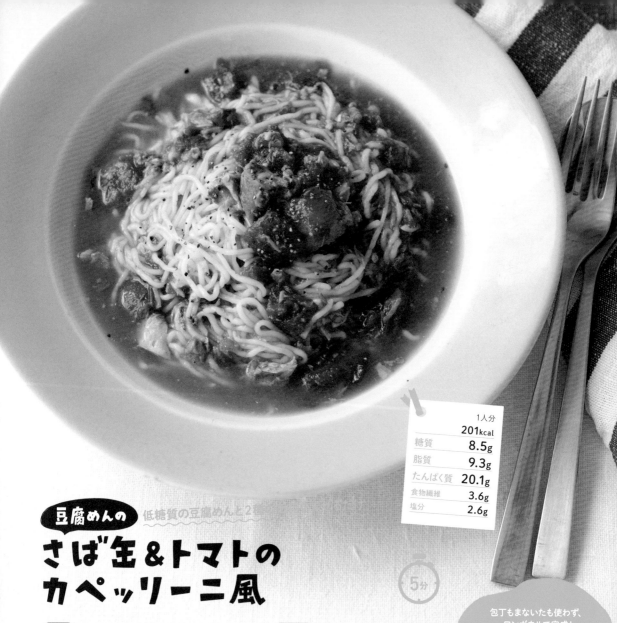

1人分	
	201kcal
糖質	8.5g
脂質	9.3g
たんぱく質	20.1g
食物繊維	3.6g
塩分	2.6g

豆腐めんの 低糖質の豆腐めんと2種…

さば缶&トマトの カペッリーニ風

⏱ 5分

包丁もまないたも使わず、
ワンボウルで完成!
ソースが残ったら野菜にかけたり、
豆腐にのっけて
イタリアンな冷ややっこに。

材料 (1人分／ソースは3人分)

豆腐めん…1袋(320g)(MEMO＊1)

さば缶(水煮)…1缶(190g)

A カットトマト缶…1缶(400g)

顆粒和風だし…大さじ1

砂糖(てんさい糖)…小さじ2(MEMO＊2)

おろしにんにく…小さじ½(MEMO＊3)

オリーブオイル…小さじ1

塩…ふたつまみ

あらびき黒こしょう(好みで)…適量

作り方

1 ボウルにさば缶の身を入れてあらくほぐし、**A**を加え、まぜ合わせる(MEMO＊4)。

2 豆腐めんを水けをきって加え(MEMO＊5)、まぜ合わせて器に盛る。好みでこしょうを振る。

MEMO

(＊1)そうめんでも。 (＊2)ラカントSでも。 (＊3)なくてもOK。 (＊4)さば缶の汁は、みそ汁に加えるとおいしい。 (＊5)そうめんを使う場合は表示時間どおりにゆで、水にとり、水けをきって冷やしておく。

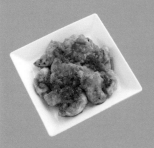
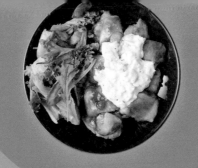

PART 4

一生飽きない

鶏むね肉の
味変おかず
＆

子どもも大好き♡

さば缶で
ヤセおかず

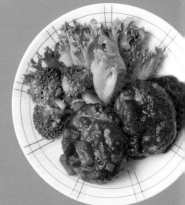

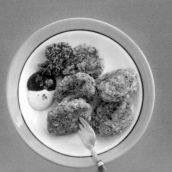

たんぱく質が補給できる人気の主菜メニューをまとめました。
低脂質でたんぱく質豊富な神食材＝鶏むね肉の、
飽きずに食べられて登場回数をふやせる味変レシピをご紹介！
また生活習慣病予防など健康面でも注目のさば缶を使った
栄養満点おかずや、じわじわきている大豆ミート活用レシピも。
いつものおかずにぜひ追加して。

鶏むね肉と豆腐の
ハンバーグ

⏱ 20分

（材料）（直径7〜8cm6個分）

鶏むねひき肉… 250g

木綿豆腐… 150g

玉ねぎ（みじん切り）… ½個

A｜ オートミール… 30g（MEMO＊1）
　｜ 塩、こしょう… 各適量
　｜ ナツメグ… 少々

オリーブオイル… 小さじ1（MEMO＊2）

B｜ カットトマト缶… 1缶（400g）
　｜ 固形コンソメ（砕く）… 1個
　｜ トマトケチャップ… 大さじ2
　｜ 中濃ソース… 大さじ1
　｜ 砂糖（てんさい糖）… 大さじ1（MEMO＊3）
　｜ 塩、こしょう… 各適量

ブロッコリー（小房に分けてゆでる）… 適量

レタス… 適量

トマト煮込みのほか、
照り焼きにしたり、
ケチャップ＆ソースをかけたり、
チーズをのせたりしてもおいしい！
冷凍保存もできるので、
ストックしておべんとうにも。

（作り方）

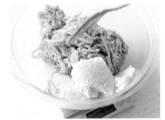

1
耐熱ボウルに玉ねぎを入れ、ラップをふんわりかけ（またはレンジ加熱用のふたをずらしてのせ）、電子レンジ（600W）で1分30秒加熱する。ひき肉、豆腐、Aを加え、粘りが出るまでスプーンでしっかりまぜ合わせる。

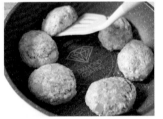

2
フライパンにオリーブオイルを引く。**1**を6等分し、円盤形にまとめて並べ、弱めの中火にかけて4〜5分焼く。ひっくり返し、ふたをして3〜4分蒸し焼きにし、とり出す。

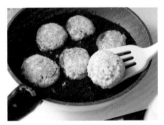

3
同じフライパンに**B**を入れて火にかけ、煮立ったら**2**を戻し入れ、ふたをして2〜3分煮る。ハンバーグをひっくり返し、ふたをしてさらに2〜3分煮る（MEMO＊4）。器に盛り、ブロッコリー、レタスを添える。

MEMO　（＊1）粒が小さめのインスタントオーツやクイックオーツを使用。　（＊2）米油など好みの油でも。　（＊3）ラカントSでも。
（＊4）好みでチーズをのせても。

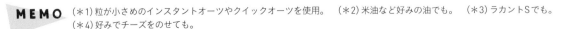

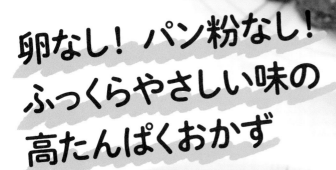

卵なし！ パン粉なし！
ふっくらやさしい味の
高たんぱくおかず

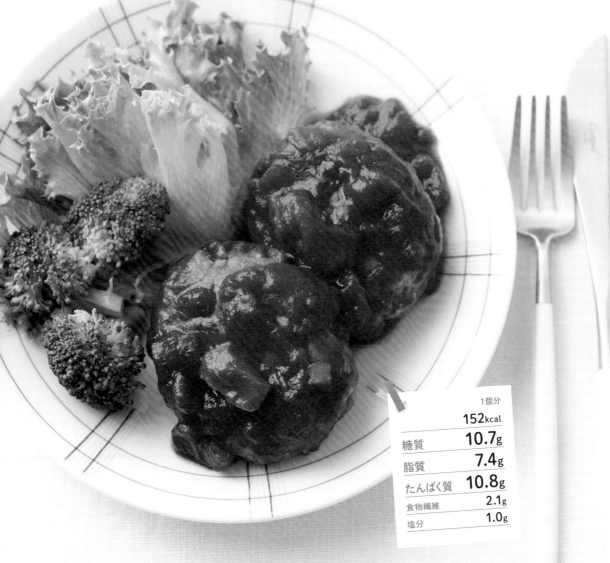

	1個分
	152kcal
糖質	10.7g
脂質	7.4g
たんぱく質	10.8g
食物繊維	2.1g
塩分	1.0g

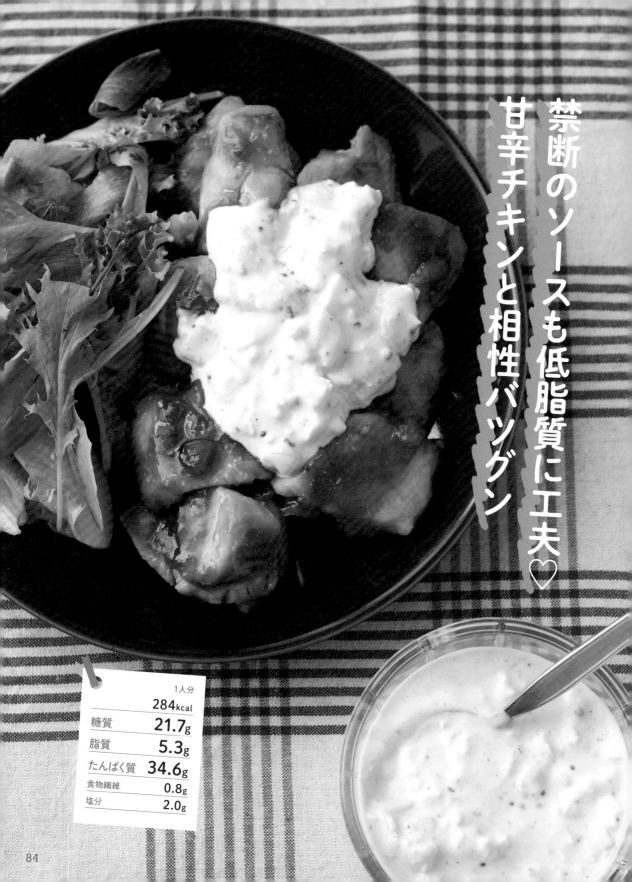

禁断のソースも低脂質に工夫
甘辛チキンと相性バツグン♡

	1人分
	284kcal
糖質	21.7g
脂質	5.3g
たんぱく質	34.6g
食物繊維	0.8g
塩分	2.0g

鶏むね肉の
照り焼き×タルタルソース

⏱ 35分

鶏むね肉をかたくり粉でコーティングしてふっくらやわらか。調味料もしっかりからみます。ヨーグルトベースのタルタルソースは、低脂質&低カロリー。から揚げや野菜にかけても◎。冷めてもおいしいので、おべんとうやサンドイッチにも。

材料 （2人分／タルタルソースは4人分）

鶏むね肉…1枚

A 酒…大さじ2
　　塩、こしょう…各適量

かたくり粉…大さじ2

B だししょうゆ…大さじ1
　　砂糖（てんさい糖）…大さじ1（MEMO＊1）
　　みりん…大さじ1

米油…少々（MEMO＊2）

ベビーリーフ…適量

〈タルタルソース〉

卵…1個（MEMO＊3）

玉ねぎ（みじん切り）…1/4個（MEMO＊3）

C ギリシャヨーグルト（プレーン・無糖）
　　　…100g
　　合わせみそ…小さじ1
　　砂糖（てんさい糖）
　　　…小さじ1〜1 1/2（MEMO＊1）
　　レモン汁…小さじ1/2（MEMO＊4）
　　粒マスタード（あれば）…小さじ1
　　塩、あらびき黒こしょう…各適量

作り方

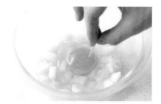

1 タルタルソースを作る。耐熱ボウルに玉ねぎを入れ、卵を割り入れ、卵黄にようじで数カ所穴をあける。ラップをふんわりかけ（またはレンジ加熱用のふたをずらしてのせ）、電子レンジ（600W）で1分30秒〜2分加熱する（MEMO＊5）。

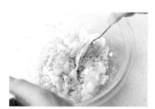

2 フォークで卵をつぶし、**C**を加えてよくまぜ合わせる。

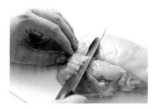

3 照り焼きを作る。鶏肉は皮をとり、フォークで全体を刺し、一口大のそぎ切りにする。

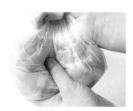

4 ポリ袋に**3**、**A**を入れて袋の上からよくもみ、袋の口を閉じて室温で20分おく。かたくり粉を加え、袋の上からよくもんでまぜる。

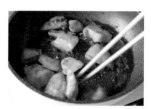

5 フライパンを弱火で熱して米油を薄く引き、**4**を並べ入れ、両面を薄く焼き色がつくまで焼く。**B**を加え、弱めの中火で煮詰めながらからめる。器に盛ってタルタルソースをかけ、ベビーリーフを添える。

MEMO

（＊1）ラカントSでも。　（＊2）オリーブオイルなど好みの油でも。　（＊3）玉ねぎだけ、または卵だけでもOK。　（＊4）市販のレモン果汁でも。　（＊5）玉ねぎから水分が出たら、キッチンペーパーで吸いとる。

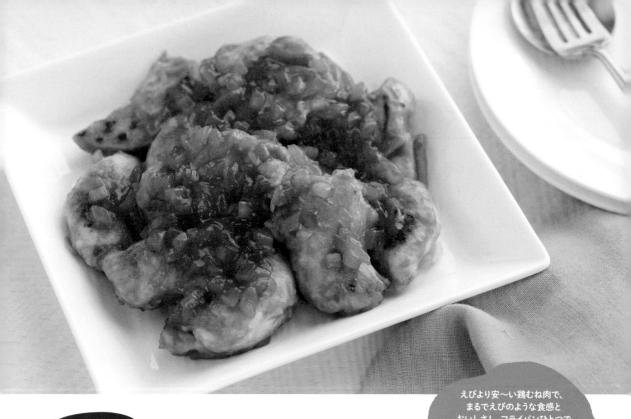

えびチリにも負けないプリプリ食感！

鶏むね肉の 鶏チリ風

⏱ 35分

えびより安〜い鶏むね肉で、まるでえびのような食感とおいしさ！ フライパンひとつで手軽に作れるので、おかずのローテーションに加えてみてください。

材料 (2人分)

鶏むね肉… 1枚
玉ねぎ (みじん切り)… ½個

A | 酒… 大さじ2
　| 塩、こしょう… 各適量

かたくり粉… 大さじ2

B | トマトケチャップ… 大さじ3
　| しょうゆ… 大さじ½
　| 砂糖 (てんさい糖)… 小さじ1 (MEMO＊1)
　| 鶏ガラスープのもと… 小さじ1
　| みりん… 大さじ1
　| おろししょうが… 小さじ1
　| おろしにんにく… 小さじ1

ごま油… 大さじ1

作り方

1　鶏肉は皮をとり、フォークで全体を刺し、一口大のそぎ切りにする。ポリ袋に入れ、**A**を加えて袋の上からもみ、袋の口を閉じて室温で20分おく。

2　かたくり粉を加え、袋の上からもんでよくまぜる。

3　フライパンを弱めの中火で熱してごま油を引き、**2**を並べ入れる。縁が白っぽくなってきたらひっくり返し、玉ねぎをのせ、ふたをして3分ほど蒸し焼きにする。

4　**B**を加え、いためながらからめる。

	1人分
	308kcal
糖質	25.3g
脂質	8.6g
たんぱく質	31.0g
食物繊維	1.7g
塩分	2.6g

MEMO (＊1) ラカントSでも。

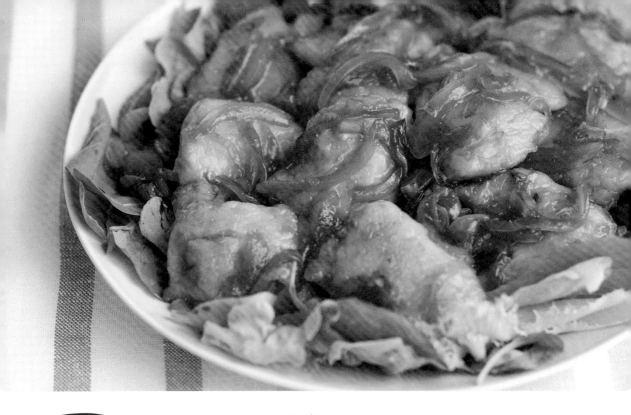

人気の定食メニューだってヘルシーに

鶏むね肉の しょうが焼き

（35分）

材料 （2人分）

鶏むね肉…1枚
玉ねぎ（薄切り）…½個
A 酒…大さじ2
　　塩、こしょう…各適量
　　水…大さじ1
かたくり粉…大さじ2
B 酒…大さじ1
　　砂糖（てんさい糖）
　　　…大さじ1（MEMO＊1）
　　しょうゆ…大さじ2
　　みりん…大さじ1
　　おろししょうが…大さじ1
米油…大さじ1（MEMO＊2）
ベビーリーフ…適量

作り方

1 鶏肉は皮をとり、フォークで全体を刺し、一口大のそぎ切りにする。ポリ袋に入れ、**A**を加えて袋の上からもみ、袋の口を閉じて室温で20分おく。

2 かたくり粉を加え、袋の上からもんでよくまぜる。

3 フライパンを弱めの中火で熱して米油を引き、**2**を並べ入れる。縁が白っぽくなってきたらひっくり返し、玉ねぎをのせ、ふたをして3分ほど蒸し焼きにする。

4 **B**を加え、いためながらからめる。ベビーリーフを敷いて器に盛る。

豚肉より低脂質なのに、
厚みがあってボリューム満点。
かたくり粉をまぶして焼くので
表面はツルンとなめらか、
中はふっくら。パサつくことなく、
味がしっかりからみます。

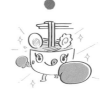

	1人分
	305kcal
糖質	21.7g
脂質	8.5g
たんぱく質	31.4g
食物繊維	1.7g
塩分	3.0g

MEMO （＊1）ラカントSでも。　（＊2）オリーブオイルなど好みの油でも。

むね肉のおかげでチーズたっぷりでも脂質控えめ

鶏むね肉の チーズタッカルビ

35分

材料 (2人分)

鶏むね肉… 1枚 (200〜250g) (MEMO＊1)

A | しょうゆ…大さじ1
　　　砂糖 (てんさい糖)…大さじ1 (MEMO＊2)
　　　コチュジャン…大さじ1/2 (MEMO＊3)
　　　かたくり粉…小さじ1

ピザ用チーズ…ひとつかみ

サラダチキンに飽きたときはコレ！
とにかく手間をかけずに、洗いものも
減らしたかったので、レンジで作りました。
野菜を加えたバージョンも
試作しましたが、水っぽく残念な結果に……。
入れたいときは別に加熱して水けをきり、
チーズと一緒にのせてください。

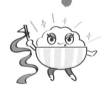

作り方

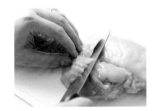

1
鶏肉は皮をとり、フォークで全体を刺し、一口大のそぎ切りにする。

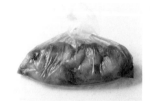

2
ポリ袋に入れ、**A**をまぜ合わせてから加え、袋の上からよくもんでまぜる。袋の口を閉じ、室温で20分ほどおく。

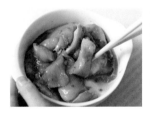

3
袋からとり出して耐熱容器に並べ、ラップをふんわりかけ (またはレンジ加熱用のふたをずらしてのせ)、電子レンジ (600W) で1分30秒〜2分加熱する (MEMO＊4)。いったんとり出して全体をまぜ、同様にラップをかけて電子レンジで1分30秒〜2分加熱する。

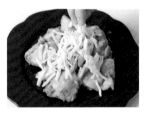

4
耐熱の器に盛り、ピザ用チーズをのせ、**3**と同様にラップをかけて電子レンジで、チーズがとけるまで30秒〜1分加熱する。

MEMO (＊1) もも肉で作るとカロリーや脂質は高くなるがジューシーでおいしい！ (＊2) ラカントSでも。 (＊3) コチュジャンがない場合や子どもが食べる場合は、みそ大さじ1/2とおろしにんにく小さじ1/2にかえても。 (＊4) 肉が小さめなら1分30秒、大きめなら2分加熱。

	1人分
	187kcal
糖質	8.0g
脂質	4.0g
たんぱく質	31.5g
食物繊維	0.7g
塩分	2.0g

大好きな韓国料理に挑戦。
ピリ辛味に
トロ〜リチーズがたまら〜ん！

ポリ袋調理でしっとりやわらか♡

鶏むね肉の
サラダチキン

(50分)

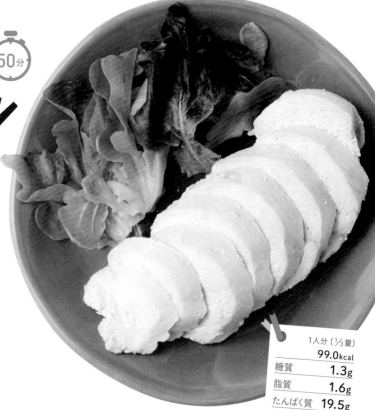

そのまま食べるほか、
パンにはさんでも、
ラーメンにのせたりサラダに加えたり
してもおいしい万能おかず!
冷蔵室で3〜4日保存できます。

1人分 (⅓量)	
	99.0kcal
糖質	**1.3g**
脂質	**1.6g**
たんぱく質	**19.5g**
食物繊維	**0.1g**
塩分	**1.1g**

(材料)（2〜3人分）

鶏むね肉　1枚
A ┌ 酢…大さじ1
　　│ 酒…大さじ1
　　│ 砂糖（てんさい糖）…小さじ1（MEMO＊1）
　　└ 塩…小さじ½
サラダ菜…適量

(作り方)

1
鶏肉は皮をとり、フォークで全体を刺す。

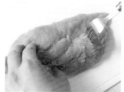

2
ポリ袋に入れて**A**を加え（MEMO＊2）、袋の上からよくもむ。袋の中の空気を抜いて口を閉じ、室温で20分おく（MEMO＊3）。

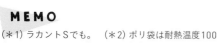

MEMO

（＊1）ラカントSでも。　（＊2）ポリ袋は耐熱温度100度以上のものを使用。「アイラップ」（岩谷マテリアル）や「ジップロック」（旭化成ホームプロダクツ）がおすすめ。（＊3）室温にもどすことで、中まで熱が入りやすくなる。（＊4）必ず大きめの鍋で。鍋が小さいと湯の温度が下がりやすく、中まで熱が通らないことも。

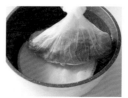

3
大きめの鍋にたっぷりの湯を沸かし（MEMO＊4）、沸騰する前に鍋底に耐熱皿を敷く。沸騰したら**2**を袋ごと入れて火を止め、ふたをして25分おく。肉をとり出し、食べやすく切って器に盛り、サラダ菜を添える。

サラダチキンの
バリエ2品

ピリッと辛みをプラスしたオトナの味

ガーリックペッパー
サラダチキン

⏱ 50分

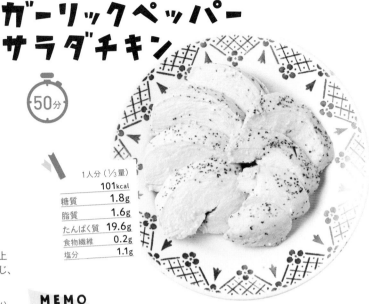

（材料）（2〜3人分）

鶏むね肉…1枚

A 酢…大さじ1
酒…大さじ1
砂糖（てんさい糖）…小さじ1（MEMO＊1）
塩…小さじ½
おろしにんにく…小さじ1
あらびき黒こしょう…適量

1人分（⅓量）
	101kcal
糖質	1.8g
脂質	1.6g
たんぱく質	19.6g
食物繊維	0.2g
塩分	1.1g

（作り方）

1 鶏肉は皮をとり、フォークで全体を刺す。

2 ポリ袋に入れて**A**を加え（MEMO＊2）、袋の上からよくもむ。袋の中の空気を抜いて口を閉じ、室温で20分おく（MEMO＊3）。

3 大きめの鍋にたっぷりの湯を沸かし（MEMO＊4）、沸騰する前に鍋底に耐熱皿を敷く。沸騰したら**2**を袋ごと入れて火を止め、ふたをして25分おく。肉をとり出し、食べやすく切って器に盛る。

MEMO
（＊1）ラカントSでも。 （＊2）ポリ袋は耐熱温度100度以上のものを使用。「アイラップ」（岩谷マテリアル）や「ジップロック」（旭化成ホームプロダクツ）がおすすめ。 （＊3）室温にもどすことで、中まで熱が入りやすくなる。
（＊4）必ず大きめの鍋で。鍋が小さいと湯の温度が下がりやすく、中まで熱が通らないことも。

めんにトッピングしたいさっぱりめの甘辛味

チャーシュー風
サラダチキン

⏱ 55分

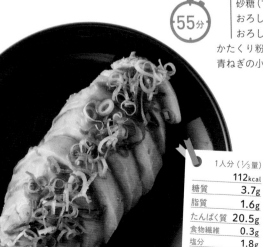

1人分（⅓量）
	112kcal
糖質	3.7g
脂質	1.6g
たんぱく質	20.5g
食物繊維	0.3g
塩分	1.8g

（材料）（2〜3人分）

鶏むね肉…1枚

A 酒…大さじ1
しょうゆ…大さじ2
砂糖（てんさい糖）…小さじ2（MEMO＊1）
おろしにんにく…小さじ½
おろししょうが…小さじ½

かたくり粉…小さじ½
青ねぎの小口切り（あれば）…適量

MEMO
（＊1）ラカントSでも。
（＊2）ポリ袋は耐熱温度100度以上のものを使用。「アイラップ」（岩谷マテリアル）や「ジップロック」（旭化成ホームプロダクツ）がおすすめ。
（＊3）室温にもどすことで、中まで熱が入りやすくなる。
（＊4）必ず大きめの鍋で。鍋が小さいと湯の温度が下がりやすく、中まで熱が通らないことも。

（作り方）

1 鶏肉は皮をとり、フォークで全体を刺す。

2 ポリ袋に入れて**A**を加え（MEMO＊2）、袋の上からよくもむ。袋の中の空気を抜いて口を閉じ、室温で20分おく（MEMO＊3）。

3 大きめの鍋にたっぷりの湯を沸かし（MEMO＊4）、沸騰する前に鍋底に耐熱皿を敷く。沸騰したら**2**を袋ごと入れて火を止め、ふたをして25分おく。

4 肉をとり出し、食べやすく切って器に盛る。袋に残った汁を耐熱容器に入れ、かたくり粉を加えてまぜる。ラップはかけずに電子レンジ（600W）で30秒加熱し、肉にかける。あれば青ねぎをのせる。

カレー粉&ヨーグルトでさらにやわらか

鶏むね肉の タンドリー チキン風

55分

1人分（⅓量）	
126kcal	
糖質	7.4g
脂質	2.0g
たんぱく質	20.7g
食物繊維	1.5g
塩分	0.9g

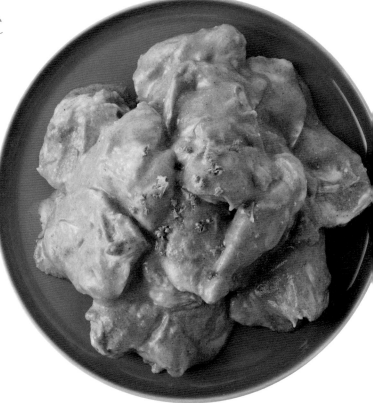

（材料）（2～3人分）

鶏むね肉… 1枚

A プレーンヨーグルト（無糖・無脂肪）
　　…大さじ2
　　トマトケチャップ…大さじ2
　　カレーパウダー…大さじ1～1½
　　砂糖（てんさい糖）…大さじ1（MEMO＊1）
　　しょうゆ…大さじ½
　　おろしにんにく…小さじ½

パセリのみじん切り（あれば）…少々

MEMO

（＊1）ラカントSでも。　（＊2）ポリ袋は耐熱温度100度以上のものを使用。「アイラップ」（岩谷マテリアル）や「ジップロック」（旭化成ホームプロダクツ）がおすすめ。（＊3）必ず大きめの鍋で。鍋が小さいと湯の温度が下がりやすく、中まで熱が通らないことも。　（＊4）そのままかけてもよいが、少し水っぽくなっているので、レンジで加熱して煮詰めるとおいしい。

（作り方）

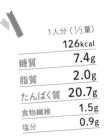

1
鶏肉は皮をとり、フォークで全体を刺し、一口大のそぎ切りにする。

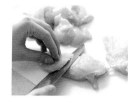

2
1をポリ袋に入れ（MEMO＊2）、**A**を加えて袋の上からもみ、袋の中の空気を抜いて口を閉じ、室温で20分おく。

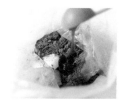

3
大きめの鍋にたっぷりの湯を沸かし（MEMO＊3）、沸騰する前に鍋底に耐熱皿を敷く。沸騰したら**2**を袋ごと入れて火を止め、ふたをして25分おく。肉をとり出して器に盛る。袋に残った汁を耐熱容器に入れ、ラップはかけずに電子レンジ（600W）で3～4分加熱し、肉にかける（MEMO＊4）。あればパセリを振る。

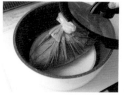

同じテクで味変2品!

ほんのり甘くて子どもも大好き!

ハニーマスタードチキン

⏱ 55分

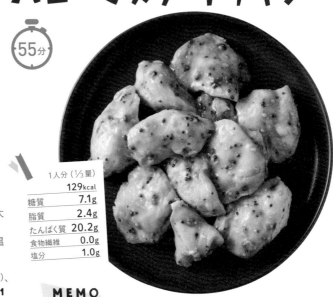

材料（2～3人分）

鶏むね肉…1枚
A しょうゆ…小さじ2
　　 酒…小さじ2
　　 はちみつ…大さじ1
　　 粒マスタード…大さじ1
　　 塩、こしょう…各適量

作り方

1 鶏肉は皮をとり、フォークで全体を刺し、一口大のそぎ切りにする。ポリ袋に入れ（MEMO＊1）、**A**を加えて袋の上からもみ、袋の口を閉じ、室温で20分おく。

2 大きめの鍋にたっぷりの湯を沸かし（MEMO＊2）、沸騰する前に鍋底に耐熱皿を敷く。沸騰したら**1**を袋ごと入れて火を止め、ふたをして25分おく。

3 肉をとり出して器に盛る。袋に残った汁を耐熱容器に入れ（MEMO＊3）、ラップはかけずに電子レンジ（600W）で3～4分加熱し、肉にかける。

1人分（⅓量） 129kcal	
糖質	7.1g
脂質	2.4g
たんぱく質	20.2g
食物繊維	0.0g
塩分	1.0g

MEMO

（＊1）ポリ袋は耐熱温度100度以上のものを使用。「アイラップ」（岩谷マテリアル）や「ジップロック」（旭化成ホームプロダクツ）がおすすめ。
（＊2）必ず大きめの鍋で。鍋が小さいと湯の温度が下がりやすく、中まで熱が通らないことも。　（＊3）汁たっぷりがお好みなら、しょうゆ小さじ2、はちみつ、粒マスタード各大さじ1を足す。

コチュジャンとケチャップで韓国風

ヤンニョムチキン

⏱ 55分

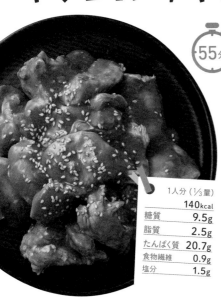

1人分（⅓量） 140kcal	
糖質	9.5g
脂質	2.5g
たんぱく質	20.7g
食物繊維	0.9g
塩分	1.5g

MEMO

（＊1）ラカントSでも。　（＊2）室温にもどすことで、中まで熱が入りやすくなる。
（＊3）ポリ袋は耐熱温度100度以上のものを使用。「アイラップ」（岩谷マテリアル）や「ジップロック」（旭化成ホームプロダクツ）がおすすめ。
（＊4）辛いのが苦手な人は**A**をケチャップ大さじ2、みそ（できれば赤）大さじ½、砂糖（てんさい糖）小さじ2～3、しょうゆ小さじ1、おろしにんにく（あれば）少々にかえる。
（＊5）必ず大きめの鍋で。鍋が小さいと湯の温度が下がりやすく、中まで熱が通らないことも。

材料（2～3人分）

鶏むね肉…1枚
塩、こしょう…各適量
A トマトケチャップ…大さじ1½
　　 コチュジャン…大さじ1½
　　 砂糖（てんさい糖）
　　 　…小さじ2（MEMO＊1）
　　 しょうゆ…小さじ1
かたくり粉…小さじ2
いり白ごま（好みで）…適量

作り方

1 鶏肉は冷蔵室から出して20分ほどおく（MEMO＊2）。皮をとり、フォークで全体を刺し、一口大のそぎ切りにする。塩、こしょうを振り、ポリ袋に入れる（MEMO＊3）。

2 耐熱容器に**A**を入れてまぜ合わせ（MEMO＊4）、かたくり粉を加えてよくまぜる。ラップはかけずに電子レンジ（600W）で1分加熱する。

3 **1**の袋に加え、袋の上からもんでまぜる。袋の中の空気を抜き、口を閉じる。

4 大きめの鍋にたっぷりの湯を沸かし（MEMO＊5）、沸騰する前に鍋底に耐熱皿を敷く。沸騰したら**3**を袋ごと入れて火を止め、ふたをして25分おく。袋の上からもんで肉にたれをからめ、たれごと器に盛る。好みでごまを振る。

さばの栄養ぜんぶ入り。大人も子どもも♡

さば缶の ミートソース風

玉ねぎは必須！
ほかの野菜は、あるものや、
好みのものでOKです。
さば好きな人は、
2缶入れちゃってください。
魚が苦手なお子さんにも、ぜひ！

材料（4人分）

さば缶（水煮）… 1缶（190g）
玉ねぎ（あらいみじん切り）… 1個
A | にんじん（あらいみじん切り）… 1本
　　| 黄パプリカ（あらいみじん切り）… 1個
　　| なす（あらいみじん切り）… 1個
　　| ミックスビーンズ（水煮）… 50g
カットトマト缶… 1缶（400g）
B | 固形コンソメ（砕く）… 1個
　　| トマトケチャップ… 大さじ2
　　| オイスターソース… 大さじ1½
　　| みそ… 小さじ2（MEMO＊1）
　　| 砂糖（てんさい糖）… 大さじ1（MEMO＊2）
　　| おろしにんにく… 小さじ1
　　| おろししょうが… 小さじ1
塩… ふたつまみ
スパゲッティ（こんにゃく入り）
　　… 適量（MEMO＊3）

＼ レンジでも作れます！ ／

耐熱ボウルに玉ねぎ、**A**、さば缶、トマト缶を順に重ねて入れ、塩を振り、ラップをふんわりかけて電子レンジ（600W）で、野菜から水分が出るまで8分加熱。**B**を加え、全体をまぜ合わせる。ラップはかけず、電子レンジで5分加熱し、とり出してまぜ、これを3〜4回繰り返す。水分がほどよく飛んだらソースの完成。

作り方

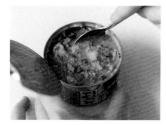

1
さばはスプーンなどで身をほぐす。

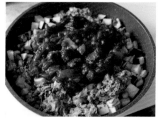

2
フライパンに玉ねぎを入れて**A**をのせ（MEMO＊4）、**1**を缶汁ごと加える。トマト缶をのせ、塩を振り、ふたをして火にかける。煮立ってきたら弱火にし、野菜がやわらかくなるまで20分ほど煮る（MEMO＊5）。

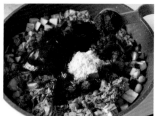

3
Bを加えてまぜ合わせ、ふたをして弱めの中火でさらに15〜20分煮る（MEMO＊6）。

4
スパゲッティを表示時間どおりにゆでて器に盛り、**3**をかける。

MEMO （＊1）合わせみそ、または赤みそを使用。　（＊2）ラカントSでも。　（＊3）糖質¼カットのSHOWA「蒟蒻効果」が歯ごたえもあっておいしい。　（＊4）玉ねぎは必須ですが、ほかの野菜はお好みで、セロリ、ズッキーニ、ピーマン、エリンギなどでも。　（＊5）野菜から水分が出て蒸し煮状態に。　（＊6）ほどよく水分が飛んだらソースのでき上がり！

	1人分 （ソースのみ・¼量）	
	200kcal	
糖質	20.3g	
脂質	6.0g	
たんぱく質	14.6g	
食物繊維	6.3g	
塩分	3.0g	

ぜんっぜん魚くさくない！
シーフード風味で
うまみも濃厚〜♪

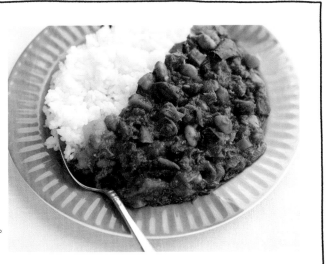

キーマカレー風
にも！

最後にカレーパウダー大さじ1を加えればキー
マカレー風のさば缶カレーに。カレーパウダー
の量は、好みでかげんしてください。カレールウ
を使う場合は、1かけを**B**と一緒に加えます。
玄米や五穀米ならよりヘルシー！

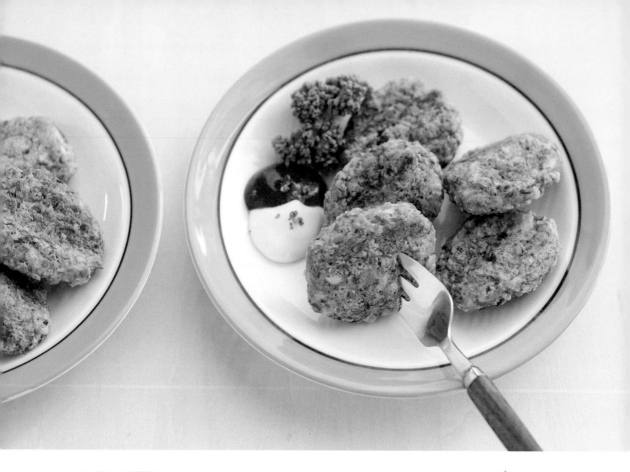

さば缶と豆腐の ナゲット

卵、小麦粉不使用！ ノンフライでカリッふわ

(35分)

1個分（1/20量）	
	22kcal
糖質	1.1g
脂質	1.1g
たんぱく質	2.0g
食物繊維	0.2g
塩分	0.2g

（材料）（15〜20個分）

さば缶（水煮）… 1缶（190g）

木綿豆腐… 150g

A　オートミール… 40g（MEMO＊1）
　　鶏ガラスープのもと… 小さじ1
　　おろししょうが… 小さじ1/2（MEMO＊2）
　　塩、こしょう… 各適量

トマトケチャップ、マヨネーズ… 各適量

パセリ（あれば）… 適量

●準備
オーブンを200度に予熱する。

（作り方）

1 さばは缶汁をきってボウルに入れ、スプーンでこまかくほぐす。豆腐を加え、すりつぶしながらまぜ合わせる（MEMO＊3）。

2 Aを加えてさらによくまぜ合わせ、15〜20等分してだ円形にまとめる。

3 オーブンシートを敷いた天板に**2**を並べ、200度のオーブンで25分焼く。器に盛り、ケチャップとマヨネーズ、あればパセリを添える。

\POINT/

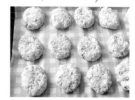

好みでひじきや、野菜をみじん切りにして加えてもおいしい！

MEMO　（＊1）クイックオーツを使用。　（＊2）なくてもOK。入れるとから揚げっぽい味に。
（＊3）余った缶汁はおみそ汁やお鍋に入れて。

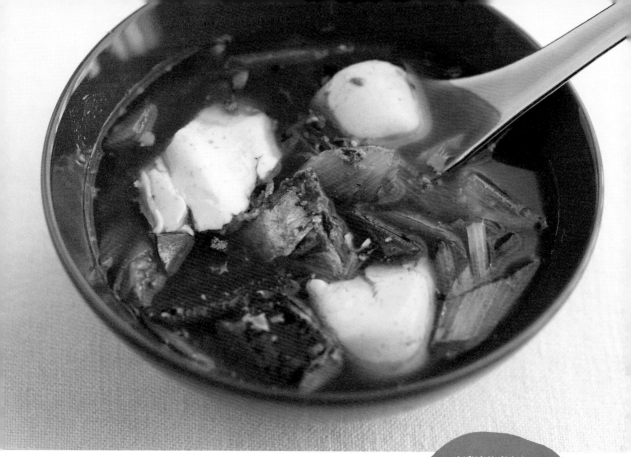

さば缶 ピリ辛スープにうまみがぎっしり

チゲ

🕐 20分

さばは缶汁ごと加え、うまみをムダなく活用。えのきやしめじ、にらを加えてもおいしいです。ごはんやオートミールを加えてぞうすいにしても！

(材料)（2〜3人分）

さば缶（水煮）… 1缶（190g）
絹ごし豆腐… 150g
玉ねぎ（薄切り）… ½個

A | ねぎ（斜め切り）… 1本
| にんじん（せん切り）… ½本

B | 鶏ガラスープのもと… 小さじ2
| みそ… 大さじ1
| コチュジャン… 小さじ1
| 砂糖（てんさい糖）… 小さじ2（MEMO＊1）
| おろしにんにく… 小さじ1
| おろししょうが… 小さじ1
| 水… 400g

(作り方)

1 鍋に玉ねぎを入れ、**A**をのせる。さばをあらくほぐして缶汁ごと加え、ふたをして火にかける。煮立ったら弱火にし、15分ほど煮る。

2 **B**を加えてまぜ、豆腐を食べやすくくずして加え、一煮立ちさせる。

1人分（⅓量）
200kcal

糖質	11.4g
脂質	9.2g
たんぱく質	18.2g
食物繊維	3.3g
塩分	2.5g

MEMO （＊1）ラカントSでも。

大豆ミートの
下ごしらえ＆入門 **3**レシピ

高たんぱく低脂質で、
ひき肉と変わらない味わい＆食感！
乾燥タイプは常温で長期保存できて
便利です。しっかり味のメニューには
そのまま使って問題なしですが、
ニオイが気になる場合は、レンチンしたあと
3回ほど洗ってから調味します。

大豆ミートの下ごしらえ

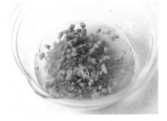

1 大豆ミート（乾燥）30gを耐熱ボウルに入れ、水200mlを加える。ラップをふんわりかけ、電子レンジ（600W）で2分加熱する。

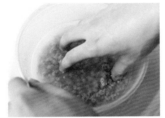

2 ざるにあけて水けをきり、ざるごと水につけ、米のように洗う。水けをきって水をかえ、あと2回洗う。

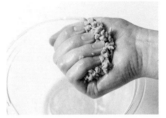

3 水けを手でギュッとしぼる。

ごはんやめんにのっけたり、
野菜に添えても！

大豆ミートの
肉みそ

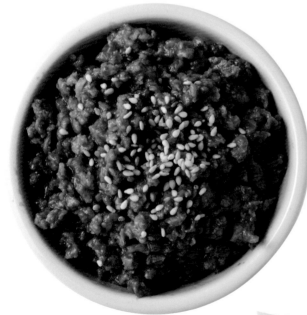

（**材料**）（作りやすい分量）

大豆ミート（乾燥）… 30g（MEMO＊1）

A みそ…大さじ½（MEMO＊2）
砂糖（てんさい糖）…大さじ½（MEMO＊3）
酒…大さじ½
みりん…小さじ1
しょうゆ…小さじ1
おろししょうが…小さじ¼

いり白ごま（あれば）…適量

（**作り方**）

1 大豆ミートは下ごしらえをする（上記参照）。

2 **A**を加えてまぜ合わせ、ラップはかけず、電子レンジ（600W）で1分加熱する。器に盛り、あればごまを振る。

MEMO （＊1）もどす必要がないものなら100g。
（＊2）赤みそがおすすめ。 （＊3）ラカントＳでも。

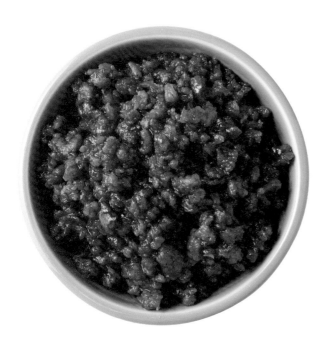

大豆ミートの そぼろ

三色丼や卵焼きに◎な
甘辛しょうゆ味

（材料）（作りやすい分量）

大豆ミート（乾燥）…30g（MEMO＊1）

A しょうゆ…大さじ1
みりん…小さじ1
砂糖（てんさい糖）…小さじ1（MEMO＊2）
おろししょうが…小さじ¼

（作り方）

1 大豆ミートは下ごしらえをする（p.98参照）。

2 **A**を加えてまぜ合わせ、ラップはかけずに電子
レンジ（600W）で1分加熱する。

MEMO （＊1）もどす必要がないものなら100g。
（＊2）ラカントSでも。

大豆ミートの タコスミート

バーガーやグラタンにもおすすめ！

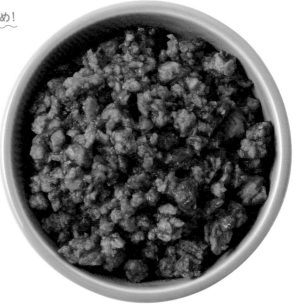

（材料）（作りやすい分量）

大豆ミート（乾燥）…30g（MEMO＊1）

A トマトケチャップ…大さじ1
オイスターソース…大さじ½
砂糖（てんさい糖）…小さじ½（MEMO＊2）
カレーパウダー…小さじ½
クミンパウダー…ひと振り
おろししょうが…小さじ¼
おろしにんにく…小さじ¼

（作り方）

1 大豆ミートは下ごしらえをする（p.98参照）。

2 **A**を加えてまぜ合わせ、ラップはかけず、電子
レンジ（600W）で1分加熱する。

MEMO （＊1）もどす必要がないものなら100g。
（＊2）ラカントSでも。

大豆ミートとオートミールの
ガパオライス

(10分)

(材料)（1人分）

大豆ミート（乾燥）…30g

A │ 玉ねぎ（あらいみじん切り）…½個
　　│ 赤パプリカ（あらいみじん切り）…¼個
　　│ 黄パプリカ（あらいみじん切り）…¼個
　　│ 水…40g

B │ オートミール…30g（MEMO＊1）
　　│ オイスターソース…大さじ1
　　│ しょうゆ…小さじ½
　　│ おろししょうが…小さじ½
　　│ おろしにんにく…小さじ½

卵…1個

青じそ…適量

(作り方)

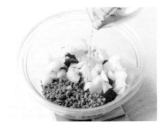

1
耐熱ボウルに大豆ミート、**A**を入れてまぜ合わせ、ラップをふんわりかける（またはレンジ加熱用のふたをずらしてのせ）、電子レンジ（600W）で2分加熱する。

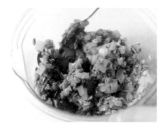

2
Bを加え、よくまぜ合わせる。**1**と同様にラップをかけて電子レンジで2分加熱する。いったんとり出してほぐすようにまぜ、ラップはかけずに電子レンジで2分加熱する。全体をまぜて器に盛り、青じそをちぎって散らす。卵を目玉焼きにしてのせる。

ごはんのかわりにオートミール、
お肉のかわりに大豆ミートを使って、
大好きなタイごはんを
低糖質＆低脂質に。
仕上げに青じそを散らしていますが、
あれば本場にならってバジルを！

MEMO　（＊1）粒が大きめのロールドオーツがおすすめ。

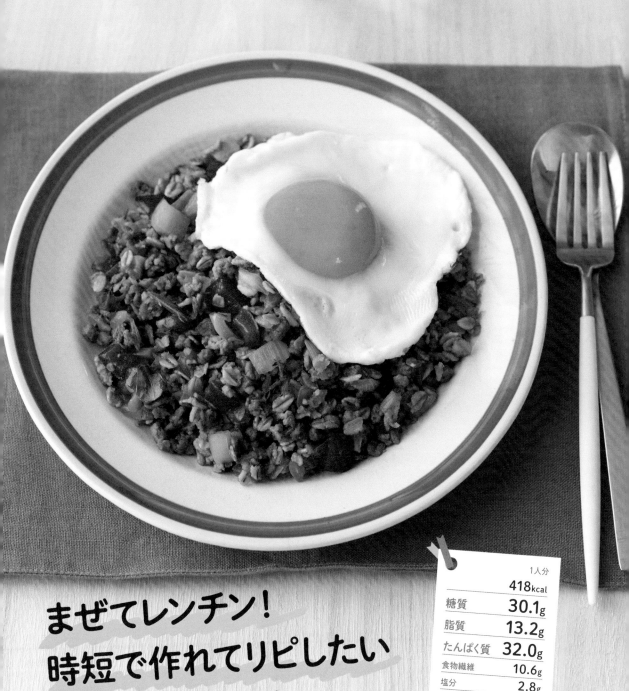

まぜてレンチン！
時短で作れてリピしたい
エスニックごはん

	1人分
	418kcal
糖質	30.1g
脂質	13.2g
たんぱく質	32.0g
食物繊維	10.6g
塩分	2.8g

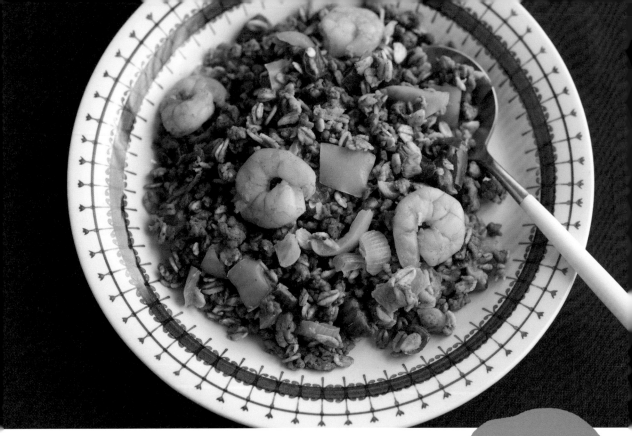

フツーに作ると高カロリーになりがちなカレーやピラフですが、このレシピならダイエット中でも安心して食べられます。野菜はあるものでOK。残り野菜の消費にも◎。

大豆ミートとオートミールの
カレーピラフ

ハイカロなカレーの欲はこれで満たす

（10分）

材料（1人分）

大豆ミート（乾燥）… 30g

A
冷凍むきえび… 7尾
玉ねぎ（あらいみじん切り）… 1/2個
ピーマン（あらいみじん切り）… 1個
赤パプリカ（あらいみじん切り）… 1/4個
黄パプリカ（あらいみじん切り）… 1/4個
水… 40g

B
オートミール… 30g（MEMO＊1）
カレーパウダー… 小さじ1
だししょうゆ… 小さじ1/2
塩、こしょう… 各適量
水… 50g

作り方

1 Aの冷凍むきえびは熱湯に入れて2分ほどおき、解凍する。耐熱ボウルに大豆ミート、Aを入れてまぜ合わせ、ラップをふんわりかけ（またはレンジ加熱用のふたをずらしてのせ）、電子レンジ（600W）で2分加熱する。

2 Bを加え、よくまぜ合わせる。1と同様にラップをかけて電子レンジで2分加熱する。いったんとり出してほぐすようにまぜ、ラップはかけずに電子レンジで2分加熱する。全体をまぜて器に盛る。

1人分	
	355kcal
糖質	**27.9g**
脂質	**3.6g**
たんぱく質	**38.6g**
食物繊維	10.8g
塩分	1.2g

MEMO （＊1）粒が大きめのロールドオーツがおすすめ。

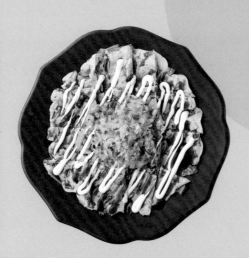

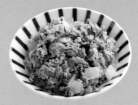

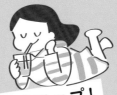

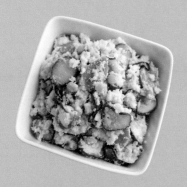

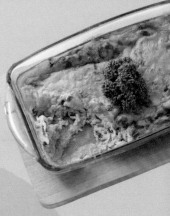

PART 5

食物繊維たっぷりで満腹感アップ！

糖質8g以下でヤセる！
おからレシピ

低糖質＆低脂質＆高たんぱくなうえに食物繊維がたっぷりで
ボディーメイクの助けになるおからレシピ。
ささっと作れて、腹もちも◎だから、
あと1品ほしいときの副菜や、おつまみにも最適♡
食べすぎ防止にもなるダイエッター必須のおかずです！

おからの

驚きの低カロリー＆食物繊維たっぷり

ねぎ焼き

15分

（材料）（2〜3人分）

おからパウダー（超微粉）… 15g

A ┌ サイリウム（オオバコ）… 3g
　　└ 鶏ガラスープのもと… 4g

B ┌ 卵… 1個
　　└ 水… 80g

青ねぎ（小口切り）… 2本

米油… 少々（MEMO＊1）

ソース、マヨネーズ、削り節（すべて好みで）
　　… 各適量

（作り方）

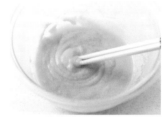

1
ボウルにおからパウダー、**A**を入れてまぜ合わせる。**B**を加えてよくまぜ、青ねぎを加えてさっとまぜる。

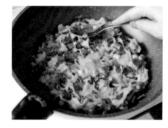

2
フライパンに米油を薄く引き、**1**を入れてスプーンで薄くのばす。弱めの中火にかけ、10分ほど焼く（MEMO＊2）。

3
いったん皿にとり出し、フライパンをかぶせてひっくり返し、中火でさらに3〜4分焼く。食べやすく切って器に盛り、好みでソース、マヨネーズをかけ、削り節をのせる（MEMO＊3）。

とにかくめっちゃ簡単。
山いもを入れたみたいにふわふわで、
冷めてもチンすれば、また、ふわふわに。
やわらかくてひっくり返すときに
くずれやすいのですが、お皿を
使えば失敗なし！

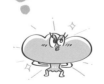

MEMO （＊1）オリーブオイルなど好みの油でも。　（＊2）フライパンを揺すってみて、スルスルすべるようになったらOK。
（＊3）ポン酢しょうゆや、だししょうゆをかけても！

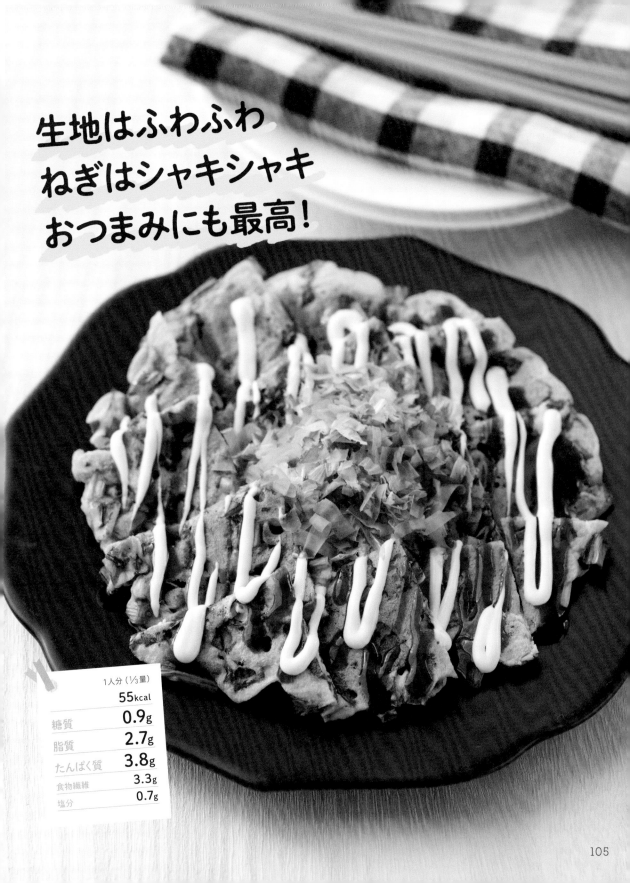

生地はふわふわ
ねぎはシャキシャキ
おつまみにも最高！

1人分（⅓量）	
	55kcal
糖質	0.9g
脂質	2.7g
たんぱく質	3.8g
食物繊維	3.3g
塩分	0.7g

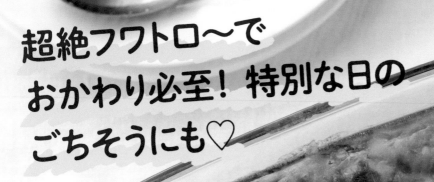

超絶フワトロ〜で
おかわり必至！ 特別な日の
ごちそうにも♡

1人分（¼量）	
176kcal	
糖質	6.0g
脂質	8.8g
たんぱく質	14.3g
食物繊維	5.3g
塩分	1.4g

豆乳ベース&タルト生地なしで脱おデブめし

おからの 和風キッシュ

材料 （3〜4人分）

おからパウダー（超微粉）…30g

A 卵…2個
豆乳（無調整）…170g
しょうゆ…大さじ1
砂糖（てんさい糖）…小さじ2（MEMO＊1）
顆粒和風だし…小さじ1

B 鶏ひき肉…80g
玉ねぎ（5mm厚さに切る）…½個
ほうれんそう（3cm長さに切る）
　…⅓束
しめじ（ほぐす）…1パック

ピザ用チーズ…80g
パセリ（あれば）…適量

● 準備
オーブンを200度に予熱する。

> タルト生地がなくても
> おからパウダー入りだから
> 食べごたえはじゅうぶん。
> クリーミーなのにくどくなくて
> いくらでも食べられちゃう
> やさしいおいしさです。

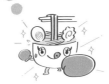

作り方

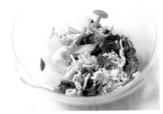

1
耐熱ボウルに**B**を入れ、ラップをふんわりかける（またはレンジ加熱用のふたをずらしてのせ）、電子レンジ（600W）で1分30秒加熱する。

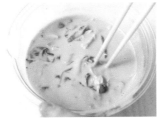

2
おからパウダー、**A**を加えてまぜ合わせる。

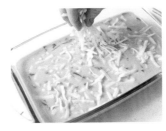

3
耐熱皿に**2**を流し入れ、ピザ用チーズを散らし、200度のオーブンで25分焼く。あればパセリをのせる。

MEMO （＊1）ラカントSでも。

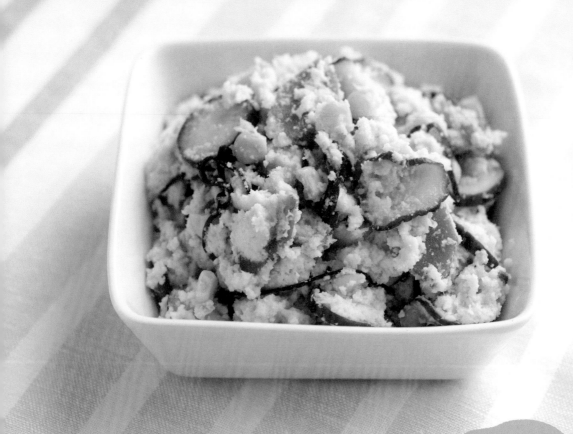

材料をまぜるだけ！の
超ラクレシピです。
いろんな野菜と、
塩こぶも加えているので、
とにかく食物繊維が
たっぷりとれます。

おからの ポテサラ風

マヨ不使用！ こぶとおからでプチ和風

⏱ 5分

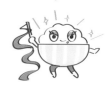

材料 （4人分）

生おから… 100g
にんじん（いちょう切り）… 1/3本

A
プレーンヨーグルト（無糖・無脂肪）
　　… 150g
砂糖（てんさい糖）… 小さじ2 (MEMO＊1)
鶏ガラスープのもと… 小さじ1
塩、こしょう… 各適量

B
きゅうり（薄い小口切り）… 1本
ホールコーン… 30g
塩こぶ… 10g

作り方

1 耐熱ボウルににんじんを入れ、ラップをふんわりかけ（またはレンジ加熱用のふたをずらしてのせ）、電子レンジ（600W）で1分加熱する。

2 ボウルに生おからを入れ、**A**を加えてよくまぜる（MEMO＊2）。

3 **B**、1を加え、まぜ合わせる。

	1人分
	63kcal
糖質	7.7g
脂質	1.1g
たんぱく質	4.1g
食物繊維	4.2g
塩分	1.1g

MEMO （＊1）ラカントSでも。　（＊2）パサパサしているようなら、水を少し加えてしっとりさせる。

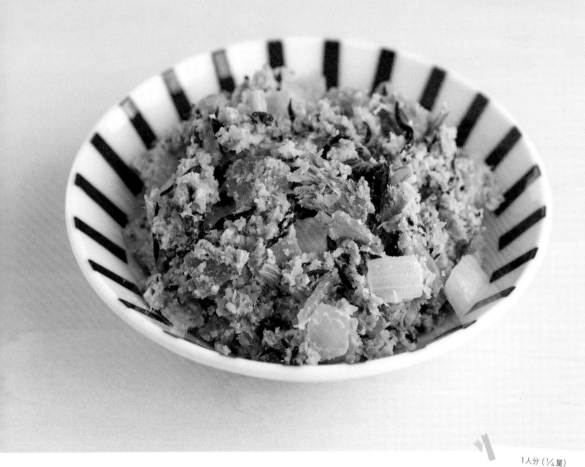

1人分（¼量）	
152kcal	
糖質	**6.5**g
脂質	**6.7**g
たんぱく質	**13.6**g
食物繊維	**8.1**g
塩分	**1.4**g

献立のあと1品に、レンチン調理ですぐでき☆

さば缶おから煮

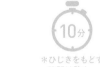

⏱ 10分

＊ひじきをもどす
時間は除く。

材料（4〜5人分）

生おから…150g（MEMO＊1）

さば缶（水煮）…1缶（190g）

A │ だししょうゆ…大さじ1½（MEMO＊2）
　　│ 砂糖（てんさい糖）
　　│ 　…小さじ2（MEMO＊3）

ひじき（乾燥）…20g

B │ 玉ねぎ（あらいみじん切り）…½個
　　│ にんじん（いちょう切り）…⅓本
　　│ 小松菜（2㎝長さに切る）…⅓束

作り方

1 ひじきは水でもどす。熱湯で5分ゆで、ざるに上げ、流水で洗う。

2 耐熱ボウルに**B**を入れ、ラップをふんわりかけ（またはレンジ加熱用のふたをずらしてのせ）、電子レンジ（600W）で1分加熱する。

3 さばを缶汁ごと加えてほぐし、**1**、生おから、**A**を加えてまぜ合わせる。ラップはかけずに電子レンジで3分加熱する。

\POINT/

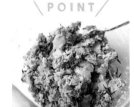

おからはものによって水分量が違うので、まぜたときパサついているようなら水を少し加え、加熱後に水っぽい場合は加熱時間を追加します。

MEMO （＊1）おからパウダーの場合は40g。　（＊2）めんつゆでも。　（＊3）ラカントSでも。

オートミールの スープジャーべんとう**7**レシピ

レンチンしてスープジャーに入れるだけ！ 朝7時に作って昼12時ごろ食べるとおいしい、
おべんとうにぴったりのオートミールレシピです。使用するスープジャーは容量380～400mlのもの。
もちろん、おうちでのごはんにも◎。1時間後くらいから食べられます。

＊すぐに食べたいときはスープジャーのかわりに耐熱ボウルに入れ、ラップをふんわりかけて電子レンジ（600W）で2分30秒加熱します。
　チーズを入れる場合は2分加熱後に加え、さらに30秒加熱してください。

魅惑のスパイシー&クリーミー

オートミールの カレークリーム リゾット

作業時間 **5分**

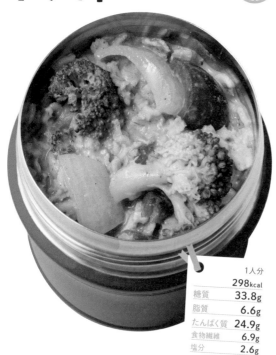

	1人分
	298kcal
糖質	33.8g
脂質	6.6g
たんぱく質	24.9g
食物繊維	6.9g
塩分	2.6g

MEMO
（＊1）粒が大きめのロールドオーツがおすすめ。 （＊2）アーモンドミルク、牛乳でも。 （＊3）ラカントSでも。 （＊4）オートミールを25gにすると汁が多めのトロトロに、30gだと汁が少なめのねっとりした仕上がりに。

（材料）（1人分）

オートミール … 30g（MEMO＊1）

A 豆乳（無調整）… 180g（MEMO＊2）
　　固形コンソメ（砕く）… 1個
　　カレーパウダー … 小さじ1
　　砂糖（てんさい糖）… 小さじ1（MEMO＊3）

B ツナ缶 … 1缶（80g）
　　ブロッコリー … 4房
　　玉ねぎ（1cm厚さに切る）… 1/4個
　　赤パプリカ（1cm角に切る）… 1/6個

●準備
スープジャーに熱湯を入れて温めておく。

（作り方）

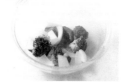

1
耐熱ボウルに**B**を入れ、ラップをふんわりかけ（またはレンジ加熱用のふたをずらしてのせ）、電子レンジ（600W）で1分加熱する。

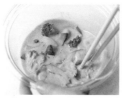

2
Aを加えてまぜ、**1**と同様にラップをかけて電子レンジで2分加熱する。とり出してまぜ、カレーパウダーやコンソメをしっかりとかす。

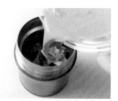

3
スープジャーの熱湯を捨て、オートミールを入れる（MEMO＊4）。**2**を加えてまぜ、ふたをして1時間以上おく。

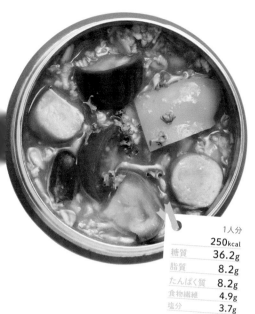

カラフル野菜でヘルシーイタリアン

トマトリゾット

作業時間 5分

材料 (1人分)

オートミール…30g(MEMO＊1)

A 固形コンソメ(砕く)…1個
トマトケチャップ…大さじ2
砂糖(てんさい糖)
…小さじ1(MEMO＊2)
こしょう…適量
水…160g

B ミニトマト(半分に切る)…2個
なす(小さめの乱切り)…1/3個
ソーセージ(1cm厚さに切る)
…1本
黄パプリカ(1cm角に切る)
…1/6個

パセリのみじん切り(あれば)…適量

●準備
スープジャーに熱湯を入れて温めておく。

作り方

1 耐熱ボウルに**B**を入れ、ラップをふんわりかけ(またはレンジ加熱用のふたをずらしてのせ)、電子レンジ(600W)で1分加熱する。

2 **A**を加えてまぜ、**1**と同様にラップをかけて電子レンジで2分加熱する。とり出してまぜ、コンソメをしっかりとかす。

3 スープジャーの熱湯を捨て、オートミールを入れる(MEMO＊3)。**2**を加えてまぜ、あればパセリを振り、ふたをして1時間以上おく。

	1人分
	250kcal
糖質	36.2g
脂質	8.2g
たんぱく質	8.2g
食物繊維	4.9g
塩分	3.7g

MEMO

(＊1)粒が大きめのロールドオーツがおすすめ。
(＊2)ラカントSでも。 (＊3)オートミールを25gにすると汁が多めのトロトロに、30gだと汁が少なめのねっとりした仕上がりに。

材料 (1人分)

オートミール…30g(MEMO＊1)

A 鶏ガラスープのもと…小さじ1
みそ…小さじ1
砂糖(てんさい糖)
…小さじ1(MEMO＊2)
ねり白ごま
…小さじ1(MEMO＊3)
豆乳(無調整)
…100g(MEMO＊4)
水…60g

B 鶏ひき肉…30g
玉ねぎ(あらいみじん切り)
…1/4個
しめじ(ほぐす)
…1/6パック
ほうれんそう(3cm長さに切る)…1株
絹ごし豆腐…100g
ラー油(好みで)…適量

●準備
スープジャーに熱湯を入れて温めておく。

やさしい味の濃厚スープに
いやされます

ごまみそぞうすい

作業時間 5分

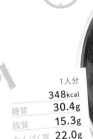

	1人分
	348kcal
糖質	30.4g
脂質	15.3g
たんぱく質	22.0g
食物繊維	7.2g
塩分	2.1g

作り方

1 耐熱ボウルに**B**を入れ、ラップをふんわりかけ(またはレンジ加熱用のふたをずらしてのせ)、電子レンジ(600W)で1分加熱する。

2 **A**を加えてまぜ(MEMO＊5)、豆腐をスプーンですくって加え、**1**と同様にラップをかけて電子レンジで2分加熱する。

3 スープジャーの熱湯を捨て、オートミールを入れる(MEMO＊6)。**2**を加えてまぜ、好みでラー油を加え、ふたをして1時間以上おく。

MEMO

(＊1)粒が大きめのロールドオーツがおすすめ。 (＊2)ラカントSでも。
(＊3)すり白ごまでも。 (＊4)アーモンドミルク、牛乳でも。
(＊5)おろししょうがを加えてもおいしい。 (＊6)オートミールを25gにすると汁が多めのトロトロに、30gだと汁が少なめのねっとりした仕上がりに。

オートミールの **クッパ**

ピリ辛&しょうがでスタミナUP!

作業時間 **7分**

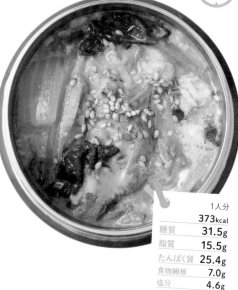

1人分	
373kcal	
糖質	**31.5g**
脂質	**15.5g**
たんぱく質	**25.4g**
食物繊維	**7.0g**
塩分	**4.6g**

材料（1人分）

オートミール…30g(MEMO＊1)

A 鶏ガラスープのもと…小さじ2
しょうゆ…小さじ1
砂糖（てんさい糖）
　　…小さじ1/2(MEMO＊2)
コチュジャン
　　…小さじ1(MEMO＊3)
おろししょうが…小さじ1/2
おろしにんにく
　　…小さじ1/2(MEMO＊3)
ごま油…小さじ1/2(MEMO＊3)
水…200g

B 豚薄切り肉…50g
ほうれんそう（3cm長さに切る）
　　…1/4束
玉ねぎ（1cm厚さに切る）…1/4個
にんじん（細切り）…1/4本

卵…1個
いり白ごま（好みで）…適量

●準備
スープジャーに熱湯を入れて温めておく。

作り方

1. 耐熱ボウルに**B**を入れ、ラップをふんわりかけ（またはレンジ加熱用のふたをずらしてのせ）、電子レンジ（600W）で2分加熱する。

2. **A**を加えてまぜ、卵をときほぐして加え、軽くまぜる。**1**と同様にラップをかけて電子レンジで2分30秒加熱する。

3. スープジャーの熱湯を捨て、オートミールを入れる(MEMO＊4)。**2**を加えてまぜ、好みでごまを振り、ふたをして1時間以上おく。

MEMO

（＊1）粒が大きめのロールドオーツがおすすめ。　（＊2）ラカントSでも。（＊3）なくてもOK。　（＊4）オートミールを25gにすると汁が多めのトロトロに、30gだと汁が少なめのねっとりした仕上がりに。

オートミールの **カルボナーラ**

豆乳ベースでクリーミーなのにヘルシー

作業時間 **6分**

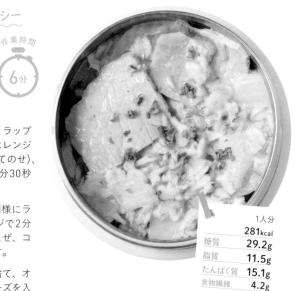

1人分	
281kcal	
糖質	**29.2g**
脂質	**11.5g**
たんぱく質	**15.1g**
食物繊維	**4.2g**
塩分	**2.7g**

材料（1人分）

オートミール…30g(MEMO＊1)

A 固形コンソメ（砕く）…1個
豆乳…180g(MEMO＊2)
おろしにんにく
　　…小さじ1/2(MEMO＊3)

B ベーコン（一口大に切る）
　　…1/2枚
玉ねぎ（1cm角に切る）
　　…1/4個

ピザ用チーズ…ひとつかみ
パセリのみじん切り（あれば）
　　…少々

●準備
スープジャーに熱湯を入れて温めておく。

作り方

1. 耐熱ボウルに**B**を入れ、ラップをふんわりかけ（またはレンジ加熱用のふたをずらしてのせ）、電子レンジ（600W）で1分30秒加熱する。

2. **A**を加えてまぜ、**1**と同様にラップをかけて電子レンジで2分加熱する。とり出してまぜ、コンソメをしっかりとかす。

3. スープジャーの熱湯を捨て、オートミール、ピザ用チーズを入れる(MEMO＊4)。**2**を加えてまぜ、あればパセリを振り、ふたをして1時間以上おく。

MEMO

（＊1）粒が大きめのロールドオーツがおすすめ。
（＊2）アーモンドミルク、牛乳でも。　（＊3）なくてもOK。
（＊4）オートミールを25gにすると汁が多めのトロトロに、30gだと汁が少なめのねっとりした仕上がりに。

オートミールの

キムチーズリゾット

チーズ+ピリ辛=テッパンの組み合わせ

作業時間 **3分**

材料（1人分）

オートミール … 30g（MEMO＊1）
A ┃ 顆粒和風だし … 小さじ1
　　┃ 豆乳（無調整）… 180g（MEMO＊2）
　　┃ 白菜キムチ … 40g
ピザ用チーズ … ひとつかみ
あらびき黒こしょう（好みで）… 少々

●準備
スープジャーに熱湯を入れて温めておく。

	1人分
	233kcal
糖質	**25.4g**
脂質	**7.9g**
たんぱく質	**14.5g**
食物繊維	**4.1g**
塩分	**2.7g**

作り方

1 耐熱ボウルに**A**を入れてまぜ、ラップをふんわりかけ（またはレンジ加熱用のふたをずらしてのせ）、電子レンジ（600W）で1分加熱する。

2 スープジャーの熱湯を捨て、オートミール、ピザ用チーズを入れる（MEMO＊3）。**1**を加えてまぜ、好みでこしょうを振り、ふたをして1時間以上おく。

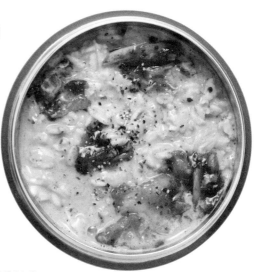

MEMO

（＊1）粒が大きめのロールドオーツがおすすめ。　（＊2）アーモンドミルク、牛乳でも。　（＊3）オートミールを25gにすると汁が多めのトロトロに、30gだと汁が少なめのねっとりした仕上がりに。

オートミールの

和風チーズリゾット

豆乳＆チーズが相性よすぎ！

作業時間 **5分**

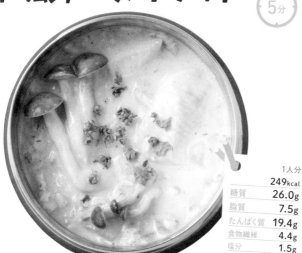

	1人分
	249kcal
糖質	**26.0g**
脂質	**7.5g**
たんぱく質	**19.4g**
食物繊維	**4.4g**
塩分	**1.5g**

MEMO

（＊1）粒が大きめのロールドオーツがおすすめ。　（＊2）アーモンドミルク、牛乳でも。　（＊3）オートミールを25gにすると汁が多めのトロトロに、30gだと汁が少なめのねっとりした仕上がりに。

材料（1人分）

オートミール … 30g（MEMO＊1）
A ┃ 顆粒和風だし … 小さじ1
　　┃ 豆乳（無調整）… 120g（MEMO＊2）
　　┃ 水 … 60g
B ┃ 鶏むね肉（一口大のそぎ切り）… 30g
　　┃ 玉ねぎ（あらいみじん切り）… 1/4個
　　┃ しめじ（ほぐす）… 1/6パック
ピザ用チーズ … ひとつかみ
パセリのみじん切り（あれば）… 少々

●準備
スープジャーに熱湯を入れて温めておく。

作り方

1 耐熱ボウルに**B**を入れ、ラップをふんわりかけ（またはレンジ加熱用のふたをずらしてのせ）、電子レンジ（600W）で1分30秒加熱する。

2 **A**を加えてまぜ、**1**と同様にラップをかけて電子レンジで2分加熱する。

3 スープジャーの熱湯を捨て、オートミール、ピザ用チーズを入れる（MEMO＊3）。**2**を加えてまぜ、あればパセリを振り、ふたをして1時間以上おく。

オートミールの
レンチンごはん**3**レシピ

あっさりめの味つけで止まらない！
しらすチャーハン

（材料）（1人分）

オートミール… 30g（MEMO＊1）
しらす干し… 30g
卵… 1個
A | 鶏ガラスープのもと… 小さじ1/3
   | しょうゆ… 小さじ1/2
青ねぎ（小口切り）… 20g
梅干し、青じそ（せん切り）… 適量

（作り方）

1 耐熱ボウルにオートミールと水40gを入れ、1分ほどおく。

2 Aを加えて軽くまぜ合わせる。ラップはかけずに電子レンジ（600W）で1分30秒加熱する。全体をほぐし、青ねぎとしらすを加えてまぜ合わせる。

3 別の耐熱容器にラップを敷き、卵を割りほぐす。ラップはかけずに電子レンジで40〜50秒、半熟になるまで加熱する。2に卵をほぐしながら加え、まぜ合わせる。ラップはかけずに電子レンジで1分加熱する。

4 軽くまぜて器に盛り、好みで梅干しや青じそをのせる。

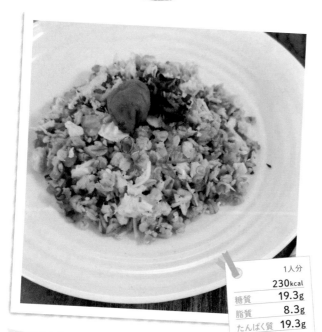

	1人分
	230kcal
糖質	**19.3g**
脂質	**8.3g**
たんぱく質	**19.3g**
食物繊維量	**3.3g**
塩分	**2.4g**

MEMO
（＊1）粒が大きめのロールドオーツがおすすめ。

（材料）（1人分）

オートミール… 30g（MEMO＊1）
ミックスベジタブル… 40g
シーフードミックス… 50g
A | 固形コンソメ（砕く）… 1/2個
   | 塩、こしょう… 各適量
バター… 3g

（作り方）

1 耐熱ボウルにオートミールと水40gを入れ、1分ほどおく。

2 別の耐熱ボウルにミックスベジタブルを入れ、ラップをふんわりかけ（またはレンジ加熱用のふたをずらしてのせ）、電子レンジ（600W）で1分加熱する。シーフードミックスは熱湯につけて、解凍しておく。

3 1に2とAを加えてまぜ合わせ、ラップをふんわりかけ（またはレンジ加熱用のふたをずらしてのせ）、電子レンジで1分30秒加熱し、全体をまぜほぐす。

4 3にバターを加え、ラップはかけずに電子レンジで1分加熱し、軽くまぜて器に盛る。

MEMO
（＊1）粒が大きめのロールドオーツがおすすめ。

キムチチャーハン

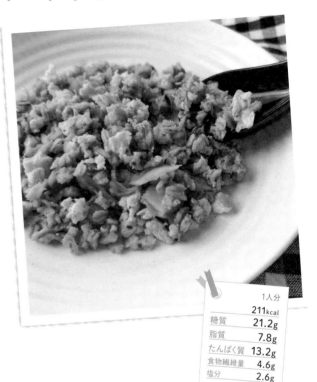

〔材料〕(1人分)
オートミール…30g(MEMO＊1)
白菜キムチ (あらく刻む)…60g
卵…1個
鶏ガラスープのもと…小さじ½

〔作り方〕

1 耐熱ボウルにオートミールと水40gを入れ、1分ほどおく。

2 鶏ガラスープのもとを加えて軽くまぜ、ラップはかけずに電子レンジ (600W) で1分30秒加熱する。全体をほぐし、キムチを加えまぜる。

3 別の耐熱容器にラップを敷き、卵を割りほぐす。ラップはかけずに電子レンジで40〜50秒、半熟になるまで加熱する。**2**に卵をほぐしながら加え、まぜ合わせる。ラップはかけずに電子レンジで1分加熱する。

4 軽くまぜて器に盛る。

MEMO

(＊1) 粒が大きめのロールドオーツがおすすめ。

	1人分
	211kcal
糖質	21.2g
脂質	7.8g
たんぱく質	13.2g
食物繊維量	4.6g
塩分	2.6g

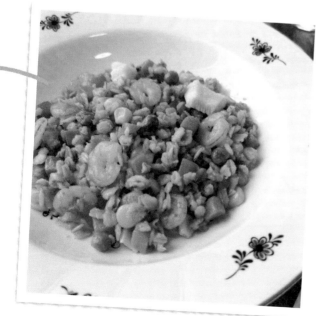

えびピラフ

	1人分
	202kcal
糖質	23.2g
脂質	5.0g
たんぱく質	15.1g
食物繊維量	5.2g
塩分	2.0g

小腹がすいたら
糖質&脂質オフな
おやつレシピにTRY

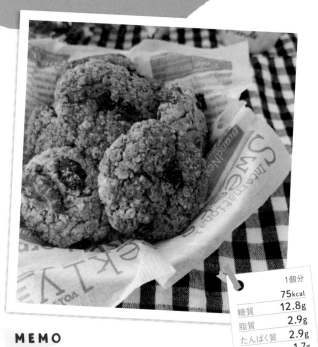

オートミールの　卵なし！ 油なし！ ザクザクほろほろ
スコッキー

35分

（材料）（直径7cm5個分）

オートミール…70g（MEMO＊1）

A アーモンドプードル…20g（MEMO＊2）
ラカントS…15〜20g（MEMO＊3）
ベーキングパウダー…5g
塩…ひとつまみ

B プレーンヨーグルト（無糖・無脂肪）…20g
水…30g

チョコチップ、ミックスナッツ、
ドライフルーツなど（好みで）…各適量

●準備
オーブンを180度に予熱する。

（作り方）

1 ボウルにオートミール、**A**を入れてまぜ合わせる。**B**を加えてスプーンの背でねりまぜ、好みでチョコチップやナッツ、ドライフルーツなどを加え、まぜ合わせる（MEMO＊4）。

2 5等分して平たい円形にまとめ、オーブンシートを敷いた天板に並べる。180度のオーブンで25分焼く。

1個分	
	75kcal
糖質	12.8g
脂質	2.9g
たんぱく質	2.9g
食物繊維	1.7g

MEMO
（＊1）粒が小さめのインスタントオーツやクイックオーツを使用。大きい粒のものを使用する場合はフードプロセッサーなどで粉末化する。 （＊2）なければ小麦粉や米粉でもOK。食感や香りはアーモンドプードルが◎。 （＊3）てんさい糖などの砂糖でも。
（＊4）材料をポリ袋に順に加えてまぜ合わせても。

キレイもかなううれしいスイーツ！
オートミールの
ワッフル

20分

1個分	
	69kcal
糖質	7.2g
脂質	3.1g
たんぱく質	4.0g
食物繊維	1.8g

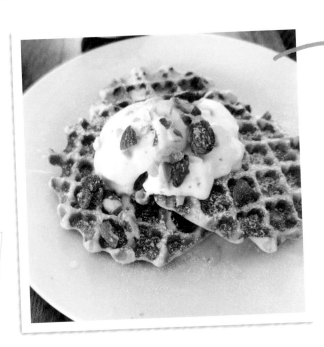

もっちり食感で食べごたえバツグン

バナナホットケーキ

20分

材料（直径20cm1枚分）

バナナ…1本（正味80〜100g）

A | 卵…1個
| バニラエッセンス…数滴
| 水…50g

B | オートミール…35g（MEMO＊1）
| おからパウダー（超微粉）…10g
| ラカントS…10〜15g（MEMO＊2）
| ベーキングパウダー…4g
| 塩…ひとつまみ

ミックスナッツ、ドライフルーツ、
　チョコチップなど（好みで）…各適量

米油…少々

バナナ（飾り用）、粉砂糖…各適量

作り方

1　耐熱容器にバナナを入れ、ラップをふんわりかけ（またはレンジ加熱用のふたをずらしてのせ）、電子レンジ（600W）で1分加熱し、フォークでつぶす。

2　**A**を加え、よくまぜ合わせる。**B**を加えてダマにならないようにまぜ合わせ、好みでナッツやドライフルーツ、チョコチップなどを加えてまぜる。

3　フライパンに米油を薄く引いて弱火で熱し、**2**をまるく流し入れる（MEMO＊3）。ふたをして焼き色がつくまで10〜15分焼く。

4　ひっくり返し、さらに5分ほど焼く。器に盛り、飾り用のバナナを輪切りにしてのせ、粉砂糖を振る。

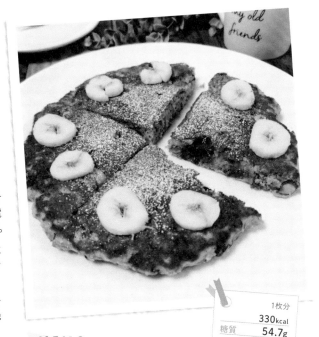

MEMO

（＊1）粒が小さめのインスタントオーツやクイックオーツを使用。
（＊2）てんさい糖などの砂糖でも。
（＊3）薄くのばさなくてOK。厚みがあるほうが扱いやすい。

	1枚分
	330kcal
糖質	54.7g
脂質	8.2g
たんぱく質	15.4g
食物繊維	8.8g

材料（5個分）

オートミール…30g（MEMO＊1）

A | アーモンドプードル…15g
| おからパウダー（超微粉）…10g
| ラカントS…10g（MEMO＊2）
| ベーキングパウダー…2g
| 塩…ひとつまみ

B | 卵…1個
| プレーンヨーグルト
　（無糖・無脂肪）…90g
| 水…20g

米油…適量

バニラアイス、ギリシャヨーグルト、
　はちみつ、ミックスナッツなど
　（好みで）…各適量

作り方

1　ボウルにオートミール、**A**を入れてスプーンでまぜ合わせ、**B**を加え、よくまぜ合わせて10分ほどおく。

2　ワッフルメーカーのプレートに米油を薄くぬり、2〜3分あたためる。**1**を1/5量ずつのせ、ふたをとじて焼き色がつくまで3〜4分焼く（MEMO＊3）。

3　器に盛り、好みでアイス、ヨーグルト、ナッツなどをのせ、はちみつをかける（MEMO＊4）。

MEMO

（＊1）粒が小さめのインスタントオーツやクイックオーツを使用。
（＊2）てんさい糖などの砂糖でも。
（＊3）ワッフルメーカーがない場合はフライパンで。油を薄く引いて弱火にかけ、生地を流し入れ、3〜4分、ひっくり返して2〜3分焼く。
（＊4）ジャムやフルーツをのせても。

オートミールとおからの
ガトーショコラ

バターも生クリームも不使用なのに絶品

冷やすまで
7分

（材料）（10×15cm1個分）

A オートミール … 20g（MEMO＊1）
　おからパウダー（超微粉）… 10g
　ラカントS … 20〜25g（MEMO＊2）
　ココアパウダー … 12g

B 卵 … 1個
　プレーンヨーグルト（無糖・無脂肪）… 70g
　アーモンドミルク … 30g（MEMO＊3）
　バニラエッセンス … 数滴

ミックスナッツなど（好みで）… 適量
粉砂糖（好みで）… 適量

（作り方）

1 ボウルに**A**を入れてまぜ、**B**を加え、ダマがなくなるまでしっかりまぜ合わせる。

2 耐熱容器（10×15cm）にラップを敷き、**1**を流し入れ、容器を軽くトントンと台に打ちつけて空気を抜く。好みでミックスナッツなどをのせ、ラップをふんわりかけ（またはレンジ加熱用のふたをずらしてのせ）、電子レンジ（600W）で3分加熱する。

3 上のラップをはずしてあら熱をとり、ラップごと容器からとり出して、ラップで包む。完全に冷めたら、冷蔵室で冷やす。食べやすく切って器に盛り、好みで粉砂糖を振る。

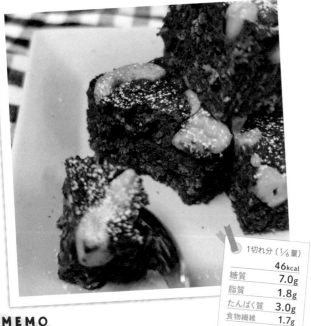

1切れ分（1/6量）	
	46kcal
糖質	7.0g
脂質	1.8g
たんぱく質	3.0g
食物繊維	1.7g

MEMO
（＊1）粒が小さめのインスタントオーツやクイックオーツを使用。　（＊2）てんさい糖などの砂糖でも。甘めが好きな人は25gで。　（＊3）豆乳、牛乳でも。

レンチンでできちゃう♡なめらかNY風

オートミールとおからの
チーズケーキ

冷やすまで
7分

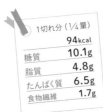

1切れ分（1/4量）	
	94kcal
糖質	10.1g
脂質	4.8g
たんぱく質	6.5g
食物繊維	1.7g

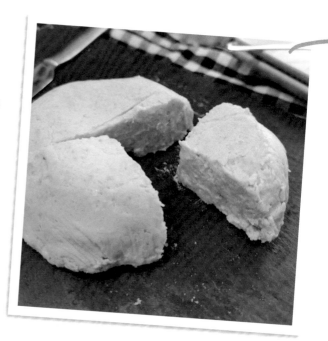

オートミールの
鬼まんじゅう

⏱ 20分

材料（直径5cm5個分）

さつまいも…200g
ラカントS…10g（MEMO＊1）
塩…ひとつまみ
A ┌ オートミール…20g（MEMO＊2）
　　├ ラカントS…10g（MEMO＊1）
　　└ かたくり粉…5g
牛乳…80g（MEMO＊3）

作り方

1 さつまいもは皮つきのまま1〜2cm角に切る。耐熱ボウルに入れ、水をひたひたに加えてラップをふんわりかけ（またはレンジ加熱用のふたをずらしてのせ）、電子レンジ（600W）で7〜8分加熱する（MEMO＊4）。残った水を捨て、ラカントS、塩を加えてまぶす。

2 耐熱容器に**A**を入れてまぜ合わせ、牛乳を加えてよくまぜる。**1**と同様にラップをかけて電子レンジで3分加熱する。

3 よくまぜ、**1**に加えてさつまいもにからめるようにまぜ合わせる（MEMO＊5）。

4 5等分し、クッキングシートを敷いた耐熱皿にスプーンですくってのせ、手で丸く形をととのえる。耐熱ボウルや耐熱容器を、密閉せずに少しすき間ができるようにかぶせ（MEMO＊6）、電子レンジで2分加熱する。かぶせたものをはずし、あら熱がとれるまでそのままおく（MEMO＊7）。

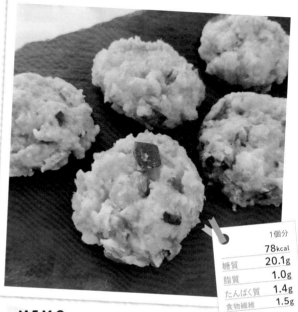

	1個分
	78kcal
糖質	20.1g
脂質	1.0g
たんぱく質	1.4g
食物繊維	1.5g

MEMO

（＊1）てんさい糖などの砂糖でも。　（＊2）粒が小さめのインスタントオーツやクイックオーツを使用。　（＊3）豆乳やアーモンドミルクなどでも。（＊4）黄色があざやかになり、強くつまんでほろっとくずれるくらいやわらかくなればOK。かたければ、さらに加熱する。　（＊5）さつまいもを少しくずしながらまぜる。　（＊6）キッチンペーパーを丸めたものなどを端においてかませ、浮かせるとよい。　（＊7）加熱直後はくずれやすいので、さわっちゃダメ。あら熱がとれたらでき上がり！

材料（直径10cm1個分）

クリームチーズ…20g（MEMO＊1）
A ┌ 豆乳（無調整）…40g（MEMO＊2）
　　├ ギリシャヨーグルト
　　│　（プレーン・無糖）…100g
　　└ みそ…5g（MEMO＊3）
B ┌ 卵…1個
　　├ オートミール…20g（MEMO＊4）
　　├ おからパウダー（超微粉）…10g
　　└ ラカントS…20g（MEMO＊5）
レモン汁…3g（MEMO＊6）
バニラエッセンス（あれば）…数滴

作り方

1 耐熱ボウルにクリームチーズを入れ、ラップはかけず、電子レンジ（600W）で20秒加熱してやわらかくする。**A**を加え、スプーンでなめらかになるまでよくまぜ合わせる（MEMO＊7）。

2 **B**を加えてダマがなくなるまでよくまぜ、レモン汁、バニラエッセンスを加えてまぜる。

3 直径10cmの耐熱容器にラップを敷き（MEMO＊8）、**2**を流し入れ、容器を軽くトントンと台に打ちつけて空気を抜く。ラップをふんわりかけ（またはレンジ加熱用のふたをずらしてのせ）、電子レンジで2分20秒加熱する（MEMO＊9）。

4 上のラップをはずして容器に入れたままあら熱をとり、さわれるくらいまで冷めたら、ラップをかけて冷蔵室でしっかり冷やす。食べやすく切って器に盛る。

MEMO

（＊1）裏ごしカッテージチーズでも。　（＊2）牛乳でも。　（＊3）白みそまたは合わせみそを使用。赤みそを使う場合は3gに。（＊4）粒が小さめのインスタントオーツやクイックオーツを使用。　（＊5）てんさい糖などの砂糖でも。　（＊6）市販のレモン果汁でも。　（＊7）みそをしっかりとかして。　（＊8）耐熱の茶わんや小さめのボウルなどでも。　（＊9）表面がしっとりしていて、揺らすとふるふるとやわらかいくらいでOK。加熱時間が長めだとかために仕上がる。

おからの ソフトクッキー
しっとりふんわりショートブレッド風

40分

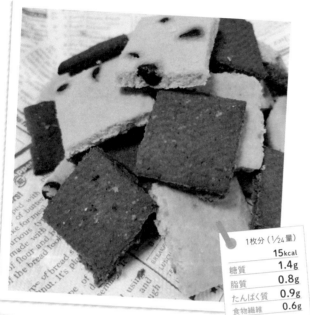

1枚分（1/24量）	
	15kcal
糖質	1.4g
脂質	0.8g
たんぱく質	0.9g
食物繊維	0.6g

（材料）（4cm角20〜24枚分）

A おからパウダー（超微粉）… 25g（MEMO＊1）
アーモンドプードル… 25g
ラカントS … 25g（MEMO＊2）
ベーキングパウダー… 3g

B 卵… 1個
プレーンヨーグルト（無糖・無脂肪）
… 60g（MEMO＊3）
みそ… 3g（MEMO＊4）

●準備
オーブンを150度に予熱する。

（作り方）

1 ボウルにAを入れてスプーンでまぜ合わせ
（MEMO＊5）、Bを加え、スプーンの背でこねる
ようにすりまぜる（MEMO＊6）。

2 オーブンシートに1をのせ、ラップをかぶせて
めん棒で5mmの厚さにのばす（MEMO＊7）。ラッ
プをはずし、包丁で4cm角に切り目を入れる
（MEMO＊8）。

3 シートごと天板にのせ、150度のオーブンで
30分焼く。シートにのせたままとり出して冷
ます（MEMO＊9）。冷めたら切れ目に沿って手
で割る。

MEMO
（＊1）超微粉でない場合、生地がバサつくことがあるので、ヨ
ーグルトの量で調整を。紙粘土くらいのやわらかさをめざして。
（＊2）てんさい糖などの砂糖でも。好みの甘さに量をかげんし
て。　（＊3）豆乳ヨーグルトでも。　（＊4）合わせみそや白み
そなら3g、赤みそなら2gに。　（＊5）レーズンやチョコチップ、
シナモンパウダーを加えたり、ココアパウダー3gを加えても。
（＊6）みそや卵がムラにならないようにしっかりまぜて。
（＊7）手でのばしてもOK。
（＊8）生地がやわらかいので型抜きは不可。
（＊9）焼きたてはくずれやすいので、さわっちゃダメ！

ノンオイルでふわっと酸味がさわやか

おからの レモンケーキ

42分

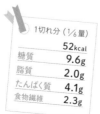

1切れ分（1/6量）	
	52kcal
糖質	9.6g
脂質	2.0g
たんぱく質	4.1g
食物繊維	2.3g

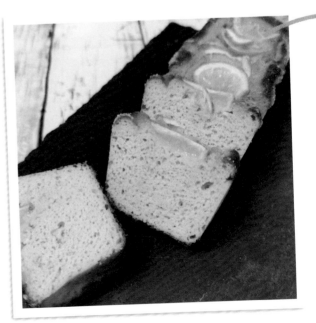

おからの ほろ苦に粒あんの甘さが絶妙！

抹茶パウンドケーキ

（40分）

（材料）（17×8×高さ6cmのパウンド型1個分）

A おからパウダー（超微粉）… 40g
ラカントS … 30〜40g（MEMO＊1）
抹茶パウダー… 7g
ベーキングパウダー… 6g
塩…ひとつまみ

B 卵… 2個
プレーンヨーグルト（無糖・無脂肪）… 90g
ラムエッセンス（あれば）… 数滴
粒あん（好みで）… 適量（MEMO＊2）
水… 20g

●準備
オーブンを180度に予熱する。
パウンド型にオーブンシートを敷く。

（作り方）

1 ボウルに**A**を入れてスプーンでまぜ、**B**を加え、
ダマが残らないようによくまぜ合わせる。

2 パウンド型に**1**を流し入れ、180度のオーブン
で35分焼く（MEMO＊3）。型に入れたままあら
熱をとる。型からはずし、冷めたら食べやすく
切って器に盛る（MEMO＊4）。

MEMO

（＊1）てんさい糖などの砂糖でも。　（＊2）チョコチップ
でも。　（＊3）オーブントースターでも焼けるが、焦げや
すいので、焼き色がついてきたらアルミホイルをかぶせて
焼く。　（＊4）焼きたてはくずれやすいので、しっかり冷
ましてから切る。

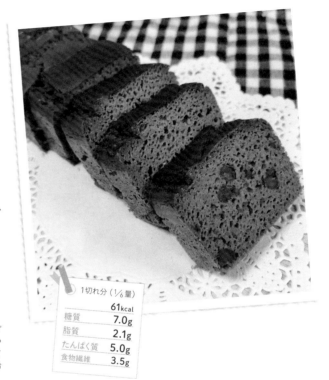

1切れ分（1/6量）

	61kcal
糖質	**7.0g**
脂質	**2.1g**
たんぱく質	**5.0g**
食物繊維	**3.5g**

（材料）（17×8×高さ6cmのパウンド型1個分）

A おからパウダー（超微粉）
　… 30g（MEMO＊1）
ラカントS … 30〜35g（MEMO＊2）
ベーキングパウダー… 6g

B 卵… 2個
プレーンヨーグルト（無糖・無脂肪）
　… 70g
レモン汁… 20g（MEMO＊3）
バニラエッセンス（あれば）… 数滴

C レモン汁… 10g（MEMO＊3）
ラカントS … 15g（MEMO＊2）

レモンの薄切り（好みで）… 適量

●準備
オーブンを180度に予熱する。
パウンド型にオーブンシートを敷く。

（作り方）

1 ボウルに**A**を入れてスプーンでまぜ、**B**を加え、ダマ
が残らないようによくまぜ合わせる（MEMO＊4）。

2 パウンド型に**1**を流し入れ、好みでレモンの薄切りを
のせる。180度のオーブンで35分焼く（MEMO＊5）。

3 **C**をまぜ合わせ（MEMO＊6）、**2**が熱いうちに全体にかけ、
冷ます。食べやすく切って器に盛る（MEMO＊7）。

MEMO

（＊1）おからパウダー25g＋アーモンドプードル10gにすると風味がアップ！　（＊2）てん
さい糖などの砂糖でも。甘めが好きな人は35gで。　（＊3）市販のレモン果汁でも。
（＊4）好みでレモンピールを加えても。　（＊5）オーブントースターでも焼けるが、焦げ
やすいので、焼き色がついてきたらアルミホイルをかぶせて焼く。　（＊6）砂糖のかわり
にラカントSでもよいが、とけにくいので、電子レンジ（600W）で20〜30秒加熱する。
冷えるとシャリシャリした食感になり、それはそれでおいしい♡　（＊7）焼きたてはくず
れやすいので、しっかり冷ましてから切る。冷蔵室で一晩冷やすと、しっとりして味がな
じみ、さらにおいしい。

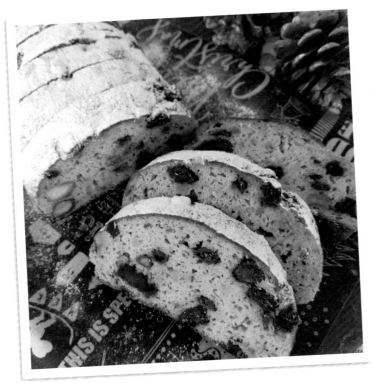

バターなし☆なのにしっとりで驚き

おからの
シュトーレン

50分

1切れ分（1/8量）	
	77kcal
糖質	8.3g
脂質	4.3g
たんぱく質	3.5g
食物繊維	3.1g

（材料）（15×8cm1個分）

A おからパウダー（超微粉）… 30g
　　アーモンドプードル… 30g
　　ラカントS… 40g（MEMO＊1）
　　ベーキングパウダー… 6g
　　サイリウム（オオバコ）… 5g（MEMO＊2）
B 卵… 1個
　　プレーンヨーグルト（無糖・無脂肪）… 60g
　　みそ… 7g
　　ラム酒… 5g（MEMO＊3）
　　水… 30g
C ドライフルーツ…ひとつかみ（MEMO＊4）
　　ミックスナッツ…ひとつかみ
ココナッツオイル…適量
粉砂糖…適量

●準備
オーブンを180度に予熱する。

（作り方）

1 ボウルに**A**を入れてスプーンでまぜ（MEMO＊5）、**B**を加え、ダマが残らないようによくまぜる（MEMO＊6）。**C**を加え、まぜ合わせる。

2 ラップにのせて包み、だ円形に形をととのえる。ラップをはずし、オーブンシートを敷いた天板にのせ、180度のオーブンで40分焼く（MEMO＊7）。

3 熱いうちに全体にココナッツオイルを塗り（MEMO＊8）、粉砂糖をかけ、あら熱をとる（MEMO＊9）。食べやすく切って器に盛る。

MEMO （＊1）てんさい糖などの砂糖でも。　（＊2）入れないとパサついて割れてしまうので必須。　（＊3）ラムエッセンスでも。ラム酒漬けのドライフルーツを使う場合はラム酒不要。　（＊4）レーズン、オレンジピール、レモンピール、ドライいちじく、ドライアプリコットなど。　（＊5）シナモンパウダーやナツメグを加えても。　（＊6）みそのかたまりが残らないように、すりまぜてなじませる。（＊7）途中で焦げそうになったら、アルミホイルをかぶせる。　（＊8）バターでもOK。何も塗らずに粉砂糖をかけてもよいが、塗ったほうがしっとりして香りがよくおいしい。　（＊9）ラップで包んで一晩おくと、味がなじんでさらに美味。

レアチーズテリーヌ

冷やすまで **5分**

材料 （12×6×高さ7cmのパウンド型1個分）

A
カッテージチーズ（裏ごしタイプ）… 100g（MEMO＊1）
ギリシャヨーグルト（プレーン・無糖）… 100g
ラカントS … 20g（MEMO＊2）
レモン汁 … 5g（MEMO＊3）
塩 … ひとつまみ

B
粉ゼラチン … 5g
水 … 30g

ミックスナッツ、ドライフルーツ（ともに好みで）… 各適量

作り方

1 ボウルに**A**を入れ、スプーンでよくまぜ合わせる。

2 耐熱容器に**B**を入れ、ラップはかけずに電子レンジ（600W）で30秒加熱してゼラチンをとかす（MEMO＊4）。**1**に加えて手早くまぜ、好みでミックスナッツ、ドライフルーツを加えてまぜ合わせる。

3 パウンド型にラップかクッキングシートを敷き、**2**を流し入れ、冷蔵室で2〜3時間冷やして固める。食べやすく切って器に盛る。

MEMO

（＊1）クリームチーズでも。　（＊2）てんさい糖などの砂糖でも。
（＊3）市販のレモン果汁でも。
（＊4）加熱中にプクーッとふくらんできたら、加熱を終了する。

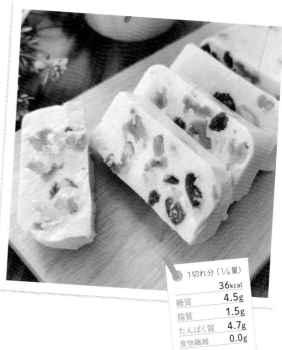

1切れ分（1/6量）	
	36kcal
糖質	4.5g
脂質	1.5g
たんぱく質	4.7g
食物繊維	0.0g

高野豆腐スナック

12分

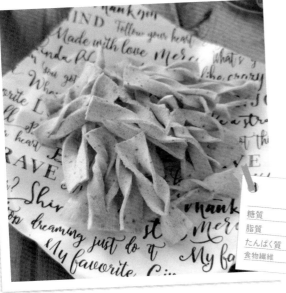

材料 （1人分）

高野豆腐（5×7cm）… 1個

A
鶏ガラスープのもと … 小さじ1/3〜1/2（MEMO＊1）
一味とうがらし（好みで）… 適量（MEMO＊2）

作り方

1 高野豆腐は水につけ、包丁で切れるくらいまでもどす。水けを軽くしぼり、なるべく薄く切る（MEMO＊3）。

2 ポリ袋に入れ、**A**を加え、袋の口を閉じて振りまぜる（MEMO＊4）。

3 耐熱皿にクッキングシートを敷いて**2**を並べ、ラップはかけず、電子レンジ（600W）で6〜7分加熱する（MEMO＊5）。

MEMO

（＊1）好みで量を調整して。　（＊2）レッドペッパーでも。　（＊3）手綱形にしても。　（＊4）顆粒和風だし、顆粒コンソメ、カレー粉、砂糖、シナモンパウダーなどでも。　（＊5）パリパリになっていればでき上がり！　時間がたつとしけるので作りおきには不向き。しけてしまったら、再度レンジ加熱するとパリパリに。

1人分	
	85kcal
糖質	0.8g
脂質	5.6g
たんぱく質	8.5g
食物繊維	0.4g

フォロワーさんが続々ヤセた！コメント到着〜☆

@diet_riichi
健康診断で過去最高体重になり中3の娘とダイエット開始。
私は24kg減、娘は5kg減！

ダイエッターさん
半年で
8kg減りました

くろすけさん
彩乃さんのレシピの
おかげで、お菓子を
食べたい欲がなくなりました！

コツメカワウソさん
オートミールレシピに
おきかえたら、
2〜3kgは落ちました♡

@tondxさん
停滞期で
落ちなかった体重が
1週間で3kgダウン

@sayaka_823
チーズナン、お好み焼き、
ベーグルなどを食べ、
週4〜5回筋トレ＋
有酸素で−7kgに成功

スイーツさん
市販のお菓子を
買う回数が減りました

@ymralakaillemさん
5カ月で12.2kg
ヤセました♡

レナさん
運動と併用して
10kgヤセました

コハナさん
おなかが薄く
なりつつある！

モンキーさん
オートミール蒸しパンで
悩みの種だった菓子パンの
暴食がストップ！

ボディさん
7カ月で7kgヤセました！
料理が本当に楽しくなりました、
感謝しかないです

@ai.nunnunさん
約4カ月で
4.8kgヤセました！
順調です♡

@momoka_3_14さん
完全なる
健康志向に
なりました（笑）

みけねこさん
最近便が一日
2、3回出ます！
しかもいい形！

太陽さん
糖質を毛嫌いせず、
うまくとり入れられるように
なりました

あんさん
産後体重が
戻らなかったのですが、
半年で−6kg

@motsu999さん
妊娠中なのですが、彩乃さんの
レシピをとり入れてから
体重増加がゆるやかで
理想的になりました

ナミさん
10カ月で12kg減！
彩乃さんレシピで
おやつ欲を満たせる

みぃさん
一緒にダイエットしている人に
教えたら、みんなもまねして
作ってくれた♡

@abcdaisonさん
生理前の過食期でも、
太らず現状維持
できています

@mmy___0402さん
過食癖が治りました！
コンビニスイーツや
ジャンクフードを
買わなくなりました

@puniko_dietgramさん
8カ月で−30kg
達成しました♡

36さん
半年で15kg
ヤセました！

@sawango3さん
甘いものを
食べながら5カ月で
5kgヤセました！

@mu.82.sさん
3カ月で8kg落ちました！
暴飲暴食がなくなりました

調理法別 INDEX

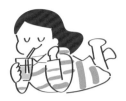

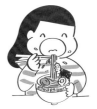

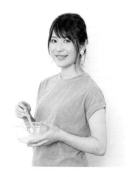

石原彩乃
（いしはらあやの）

愛知県名古屋市出身、一男一女を持つ二児のママ。Instagram（＠ayn163_diet）にて、自身が考案した糖質、脂質は控えめでたんぱく質は豊富なダイエットレシピを発信。自身も8kgの減量に成功したそのレシピは、スイーツから食事までダイエット食とは思えない満足感のあるものばかりで、フォロワー15万人を超える人気アカウントに（2021年8月現在）。自身初の著書となるおやつレシピ本『えぇっ！ これで糖質＆脂質オフ!? ヤセる欲望系おやつ』（主婦の友社刊）は重版が5回かかるほどの大反響！
本業は看護師であり、幼少期から得意だったお菓子作りと看護を掛け合わせ、美容と健康にいいレシピを情熱を持って考案し続けている。企業へのレシピ提供も行う。

STAFF

装丁・本文デザイン	蓮尾真沙子 (tri)
撮影	佐山裕子 (主婦の友社)
スタイリング	本郷由紀子
監修	薗田憲司 (P7-11)
栄養計算	藤原朋未 (エミッシュ)
イラスト	オフィスシバチャン
構成・文	藤岡美穂 (P17-113,116-123)
編集アシスタント	平岩佳織
編集担当	田村明子 (主婦の友社)

ねぇつらい糖質制限（とうしつせいげん）もうやめない!?
ヤセる満腹系（まんぷくけい）ごはん

令和3年9月30日　第1刷発行

著者	石原彩乃（いしはらあやの）
発行者	平野健一
発行所	株式会社主婦の友社
	〒141-0021　東京都品川区上大崎3-1-1
	目黒セントラルスクエア
	電話03-5280-7537 (編集)
	03-5280-7551 (販売)
印刷所	大日本印刷株式会社